Sven-David Müller
Christiane Weißenberger

# Ernährungsratgeber Gicht – Genießen erlaubt

Sven-David Müller
Christiane Weißenberger

# Ernährungsratgeber Gicht – Genießen erlaubt

4., aktualisierte Auflage

schlütersche

Bibliografische Information der Deutschen Nationalbibliothek
Die Deutsche Nationalbibliothek verzeichnet diese Publikation in der Deutschen Nationalbibliografie; detaillierte bibliografische Daten sind im Internet über http://dnb.ddb.de abrufbar.
ISBN 978-3-89993-573-8

**Anschrift der Autoren:**
Sven-David Müller
Wielandstraße 3
10625 Berlin
Email:info@svendavidmueller.de
www.svendavidmueller.de

Christiane Weißenberger
Lärchenstraße 15
97440 Werneck
Email: Christiane.Weissenberger@Weissenberger-finanz.de

**Fotos:**
alle Fotos Ingo Wandmacher, außer:
Corbis: Umschlag vorne links, 29
Getty Images: Umschlag vorne rechts
Hessischer Rundfunk: 31
MEV: 11–21, 25, 28, 32, 37, 39, 47, 49, 52, 57, 62, 65, 73, 93, 95, 96, 98, 99, 100 (unten), 101–104, 106, 107, 109, 110, 112, 117, 118, 126
MH Foto Design (Free objects): 76, 85
Tyler Olson: 28

**Legende:**
TL = Teelöffel
EL = Esslöffel
kcal = Kilokalorien
g = Gramm
ml = Milliliter
TK = Tiefkühl



4., aktualisierte Auflage
1. Auflage bei Midena Verlag, München, Weltbild Ratgeber Verlage GmbH & Co. KG



Gestaltung: Schlütersche Verlagsgesellschaft mbH & Co. KG
Satz: Die Feder GmbH, Wetzlar
Druck und Bindung: Offizin Andersen Nexö Leipzig GmbH

# Inhalt

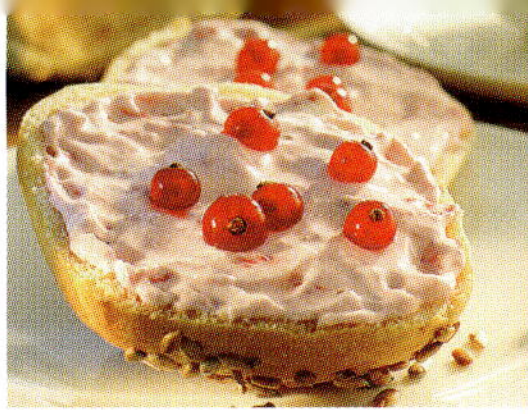
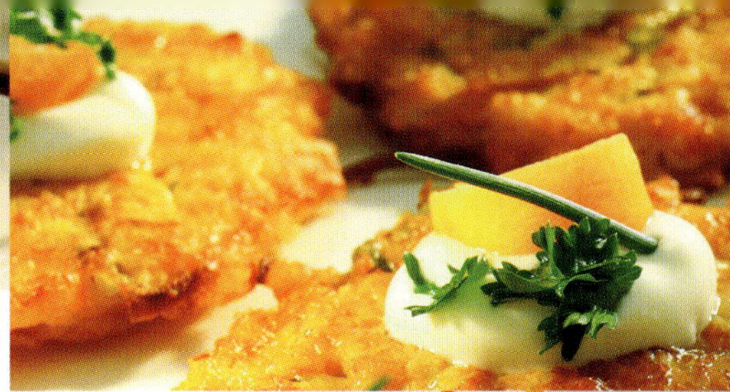
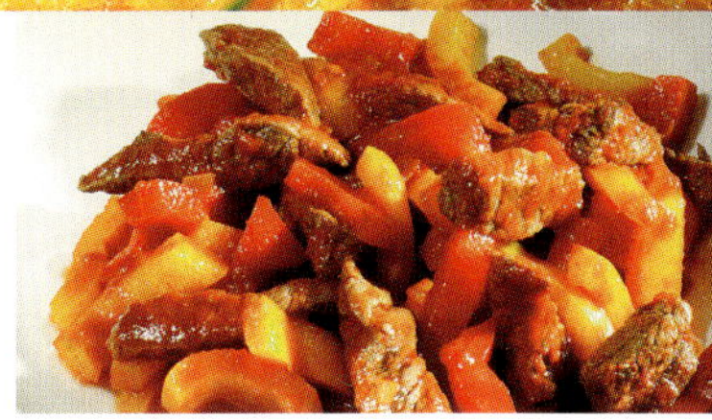



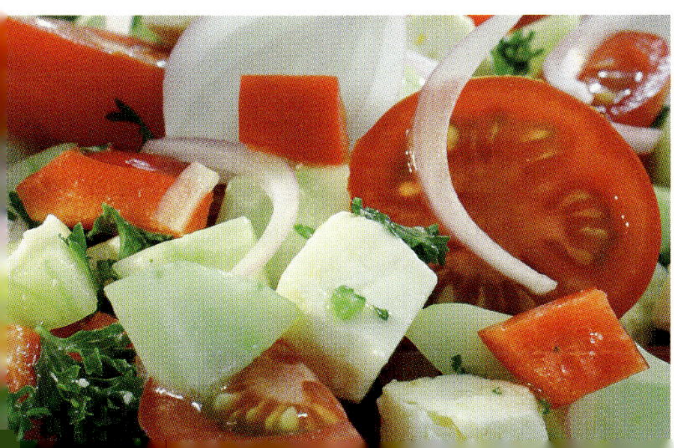

# Vorwort

## Liebe Leserin, lieber Leser,

mindestens 1,7 Millionen Menschen leiden in Deutschland an Hyperurikämie und Gicht. Die Krankheit wird immer häufiger, da immer mehr Menschen an Übergewicht und dem sogenannten metabolischen Syndrom leiden. Ohne eine adäquate Ernährungstherapie, die wir in diesem Buch ausführlich beschreiben, kann eine medikamentöse Behandlung nicht ausreichend wirken. In vielen Fällen kann durch eine richtige harnsäurearme Ernährungsweise sogar die Einnahme von Medikamenten vermieden werden.

Lecker essen und gleichzeitig die Gicht bekämpfen und die Harnsäure senken – unter diesem Motto steht unser Ratgeber-Kochbuch.

Was hatten Alexander der Große, Michelangelo, der Sonnenkönig Ludwig XIV., Karl der Große, Peter Paul Rubens, Martin Luther, Casanova, Johann Wolfgang von Goethe, Charles Darwin, Winston Churchill, Gerd Fröbe und Franz Josef Strauß gemeinsam? Alle litten an Gicht.

Die Gicht gilt als Zivilisationskrankheit, die infolge einer erhöhten Belastung des Körpers mit Purinen auftritt. Purine befinden sich vor allem in tierischen Nahrungsmitteln. Im körpereigenen Stoffwechsel entsteht aus ihnen Harnsäure. Ein hoher Harnsäurespiegel wiederum führt zum Gichtanfall.

Dass eine Umstellung der Ernährung Spaß macht und die Speisen schmecken, beweist das Kochbuch „Ernährungsratgeber Gicht – Genießen erlaubt!“.

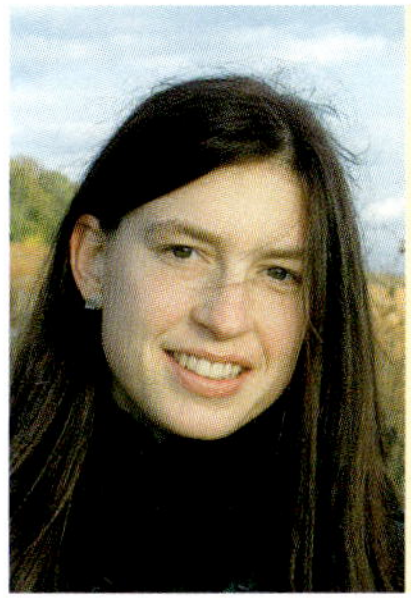

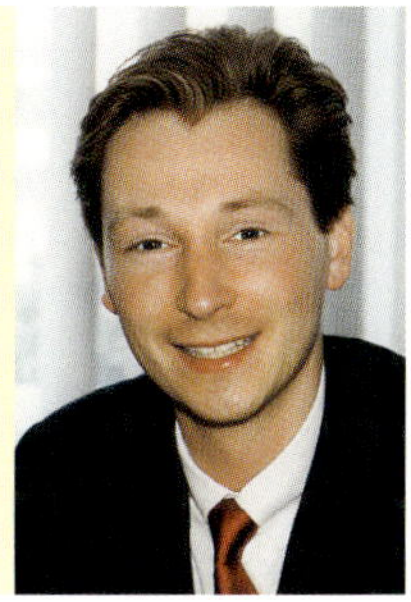

Abwechslungsreiche, kreative Rezepte wurden mit hilfreichen und interessanten Informationen zum Thema Gicht kombiniert. Mehr als 60 Rezepte, die der ganzen Familie zusagen, bieten viele Anregungen und verführen zum Nachkochen.

Wir danken Herrn Martin Gorny, Diätassistent und Diabetesberater der Medizinischen Klinik II am Klinikum Darmstadt, für die Unterstützung bei der Erstellung dieses Ratgeber-Kochbuchs.

Christiane Weißenberger
Diätassistentin

Sven-David Müller
Diätassistent

# Geleitwort

## Liebe Leserin, lieber Leser,

unter Gicht versteht der Mediziner gewisse Veränderungen als Folge von Stoffwechselstörungen, die in erster Linie den Purinstoffwechsel betreffen. Vordergründig sind Veränderungen des Harnsäurestoffwechsels, die häufig mit Störungen des Kohlenhydrat- und Fettstoffwechsels kombiniert sind. Hyperurikämie und Gicht gehören zu den Krankheiten, die im Zeitalter des Wohlstands und der allgemeinen Überernährung immer häufiger werden. Früher war die Gicht als Krankheit der Reichen und Schlemmer bekannt, da sie zumeist mit einem hohen Fleisch-, Wurst- und Alkoholkonsum bei Übergewicht und Bewegungsmangel einhergeht. Heute ist Gicht nach dem Diabetes mellitus die zweithäufigste Stoffwechselerkrankung in Deutschland. Das Risiko, an Gicht zu erkranken, steigt mit der Höhe des Harnsäurespiegels im Blut. Ursachen für eine Erhöhung des Harnsäurespiegels sind entweder eine vermehrte Bildung im Körper und/oder eine verminderte Ausscheidung.

Im Zeitalter der Pharmakotherapie ist die kompetente und verständliche Vermittlung von Ernährungstherapie wichtig, wie sie den Autoren des vorliegenden Werks gelingt, denn bei Hyperurikämie und Gicht ergänzen sich Arzneimittel und Ernährungstherapie. Die Autoren legen ein übersichtliches, für den Laien verständliches und hilfreiches Buch vor, das den derzeitigen ernährungsphysiologischen Stand frei von überkommenen Diätvorschriften vermittelt. Den bei Hyperurikämie und Gicht geeigneten Rezepten sind wichtige Diätempfehlungen vorangestellt. Kreative Kochrezepte erleichtern dem Patienten, sein Ernährungsverhalten zu korrigieren und damit gegen Hyperurikämie und Gicht vorzubeugen. Das Buch „Ernährungsratgeber Gicht – Genießen erlaubt" kann eine individuelle Ernährungsberatung zwar nicht ersetzen, es stellt aber eine wichtige und gute Ergänzung dar.

Prof. Dr. med. Hubertus Wietholtz
Direktor der Medizinischen Klinik II
(Gastroenterologie und Stoffwechselkrankheiten)
am Klinikum Darmstadt

# Einführung

## Volkskrankheiten Hyperurikämie und Gicht

In Deutschland leiden etwa ein bis zwei Prozent der Bevölkerung oder 820 000 bis 1 640 000 Menschen, oft unerkannt, an Gicht. Von erhöhten Harnsäurewerten (Hyperurikämie), die bei fünf bis zehn Prozent der Betroffenen zur Gicht führen, sind 20 Prozent der westlichen Bevölkerung betroffen. Frauen sind durch das weibliche Geschlechtshormon Östrogen weitgehend vor Hyperurikämie und Gicht geschützt, so dass Männer in der Regel zehnmal häufiger erkranken.

Mit zunehmendem Alter steigt die Hyperurikämie- und Gichthäufigkeit, wobei in den letzten Jahren eine deutliche Verschiebung nach vorn, hin zu jüngeren Betroffenen festzustellen war. Heute leiden bereits vermehrt 25- bis 30-jährige Männer an Gicht. Dies ist ein Zeichen des zunehmenden Wohlstands und des Bewegungsmangels. In den meisten Fällen liegt der Hyperurikämie eine gestörte Harnsäureausscheidung zugrunde. Die Hyperurikämie ist Krankheitszeichen und ein Vorbote bzw. eine Vorstufe der Gicht.

Hyperurikämie und Gicht sind klassische Wohlstandskrankheiten, die insbesondere durch ungesunde und reichliche Nahrungsaufnahme ausgelöst werden. Dieses Buch unterstützt Sie in Ihrer Umstellung auf eine harnsäurearme Ernährung und hilft Ihnen so, Ihr Gichtrisiko zu schmälern. Die richtige Ernährungsweise ist Grundlage jeder Behandlung von Hyperurikämie und Gicht. Eine diätetische Behandlung kann durch keine Medikamente ersetzt werden. Hingegen hilft eine „Gichtdiät“ in vielen Fällen, auf Medikamente zu verzichten.

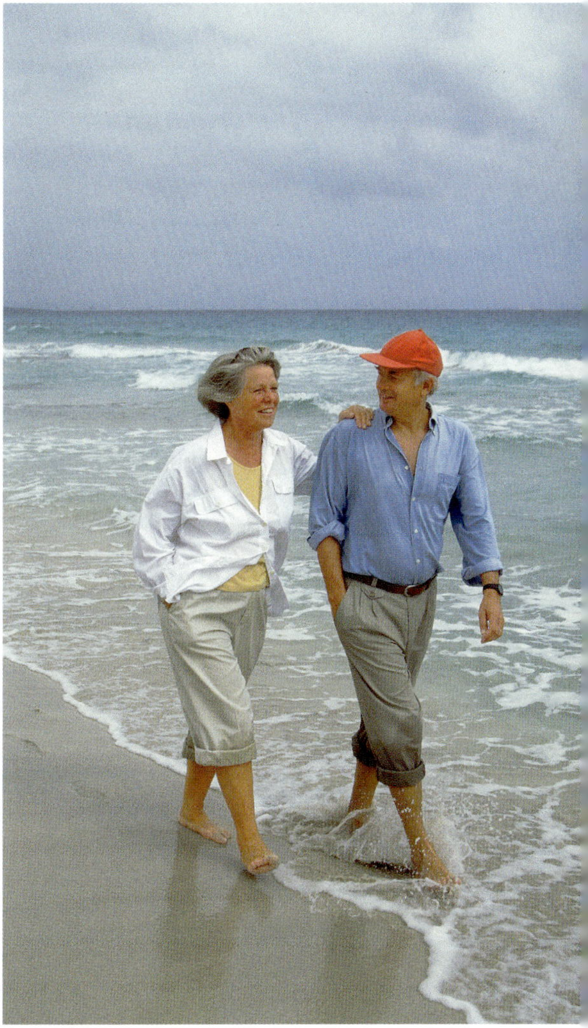

## Was ist Hyperurikämie und was ist Gicht?

Bei der Gicht lagern sich in den Gelenken Harnsäurekristalle ab und rufen eine Entzündung hervor. Die Harnsäure ist beim Menschen ein Endprodukt des Eiweißstoffwechsels. Während dieses Stoffwechselprozesses werden Purine, die wir hauptsächlich mit unserer tierischen Nahrung aufnehmen, in Harnsäure umgewandelt. Alter, Geschlecht und Ernährungsweise, aber auch ein ererbtes Erkrankungsrisiko und bestimmte, seltene Stoffwechselstörungen beeinflussen den Harnsäurespiegel im Blut eines Menschen entscheidend.

Täglich fallen durch den Abbau der aufgenommenen Nahrung ungefähr 350 mg Harnsäure neu an. Sie wird normalerweise zu zwei Dritteln über die Nieren und zu einem Drittel über den Darm ausgeschieden. Übersteigt jedoch die anfallende Menge an Harnsäure die körpereigene Kapazität, sie abzubauen oder im Blut zu lösen, kristallisiert sie sich vor allem im Bereich der Gelenkinnenhäute aus. Dort ruft sie eine Entzündung hervor.

Ein von Gicht oder Hyperurikämie Betroffener kann in diesen Stoffwechselkreislauf selbst eingreifen und die Ablagerung von Harnsäurekristallen beeinflussen. Dafür muss er nur darauf achten, wenige Purine mit der Nahrung aufzunehmen. So können die typischen Beschwerden dieser Erkrankungen vermieden oder zumindest verringert werden.

Als Hyperurikämie bezeichnen Mediziner Harnsäurewerte im Blutserum ab 6,5 mg pro 100 ml und höher.

Wissenschaftler definieren Gicht als ein Stadium der Hyperurikämie, die mit einer Auskristallisation der Harnsäure in den unterschiedlichen Geweben des Körpers, also entzündlichen Reaktionen im Knochen und Knorpeln einhergeht. Überdies kann es zu einer Nierenbeteiligung (Harnsäuresteine, Gichtniere) im Rahmen des chronischen Stadiums der Gicht kommen.

**Was bedeutet Hyperurikämie?**

| | | |
|---|---|---|
| Hyper | = | Zuviel |
| urik | = | Harnsäure |
| ämie | = | im Blut |

## Die Gicht im Spiegel der Jahrtausende

Vermutlich ist die Geschichte der Gicht so alt wie die Geschichte der Menschheit selbst.

Über viele Jahrtausende wurde die Gicht als eine typische „Krankheit des Wohlstands“ angesehen. Die nachvollziehbare Berichterstattung beginnt in Überlieferungen der indischen Veden (bis 1250 v. Chr.), alten Berichten und Darstellungen aus Persien und Ägypten, Beobachtungen von Hippokrates bis zu den Abhandlungen von Seneca, Aretaeus von Kappadokien und Galenus (130–201 v. Chr.) in den beiden ersten nachchristlichen Jahrhunderten sowie in der arabischen und byzantinischen Medizin.

Der Begriff Gicht stammt wahrscheinlich aus der Volksmedizin des 12. Jahrhunderts. Im Altangelsächsischen bezeichnete das Wort „ghida“ den Körperschmerz und wurde später zum Begriff „Gicht“. Auch die für schmerzhafte Gichtanfälle gebrauchte Bezeichnung Podagra (dt.: „Fußschlinge“) war gleichbedeutend mit der Erkrankung. Im Mittelalter sprach man im Zusammenhang mit Gicht vom „Zipperlein".

In Kriegszeiten waren Gichterkrankungen selten. Teilweise gingen bekannte Stoffwechselforscher davon aus, die Krankheit Gicht sei lediglich ein Irrtum ihrer Väter und existiere gar nicht. Dennoch aufgetretene Gichtanfälle in kargen Kriegszeiten sind aber der Beweis, dass die Gicht verschiedene Ursachen hat und auch unterschiedliche Formen aufweist. Besonders selten ist ein angeborener Enzymdefekt, der über die Hyperurikämie zur chronischen Gicht führt.

Die häufigste Ursache der Gicht ist eine erblich bedingte Stoffwechselstörung. Als ernährungsbedingte Ursachen sind eine purinreiche Ernährung, hoher Alkoholkonsum, Überernährung und Übergewicht zu nennen.

**Um die Jahrhundertwende betrug die Gichthäufigkeit in Deutschland 3,5 Prozent unter der Gesamtbevölkerung, aber 28,2 Prozent unter Privatpatienten.**

## Die Gicht im Spielfeld des Metabolischen Syndroms

Die Gicht ist bei Hunderttausenden von Menschen in Deutschland mit Diabetes mellitus (Typ 2), Fettstoffwechselstörungen (erhöhte Blutfette), Bluthochdruck, Übergewicht mit Fettansammlung am Bauch – wie sie häufig beim Mann vorkommt – sowie Gefäßverkalkung (Arteriosklerose) mit koronarer Herzkrankheit und dem Herzinfarkt als Endpunkt verkettet. Diese Krankheitskette bezeichnet der Mediziner als Metabolisches Syndrom, ein Stoffwechsel-Syndrom mit verschiedenen Krankheitsanzeichen. Es stellt in Deutschland die häufigste Todesursache dar. Die Gicht ist somit der Prototyp einer Zivilisationskrankheit.

**Unter Stoffwechsel (Metabolismus) verstehen Wissenschaftler die Prozesse, die zur Energiebereitstellung und Versorgung der Körperzellen mit Kohlenhydraten, Eiweißen sowie Fetten ablaufen.**

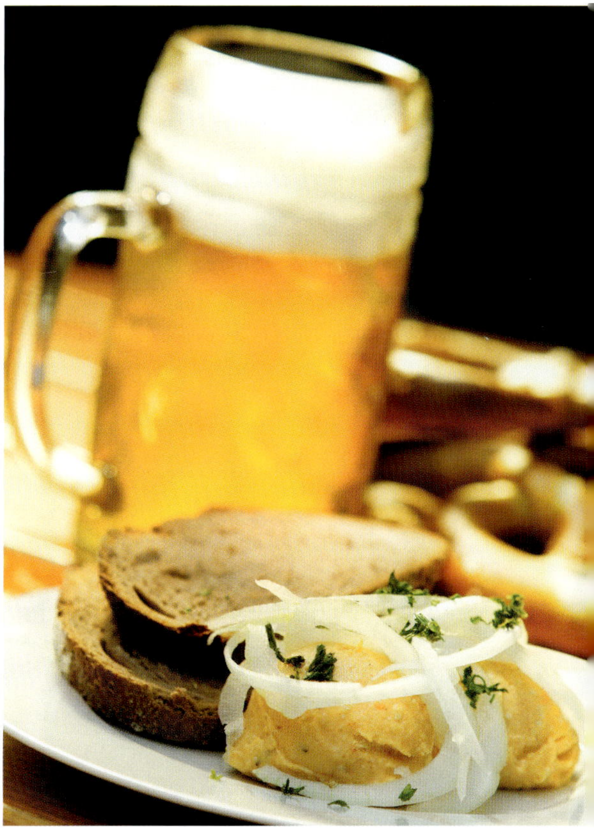

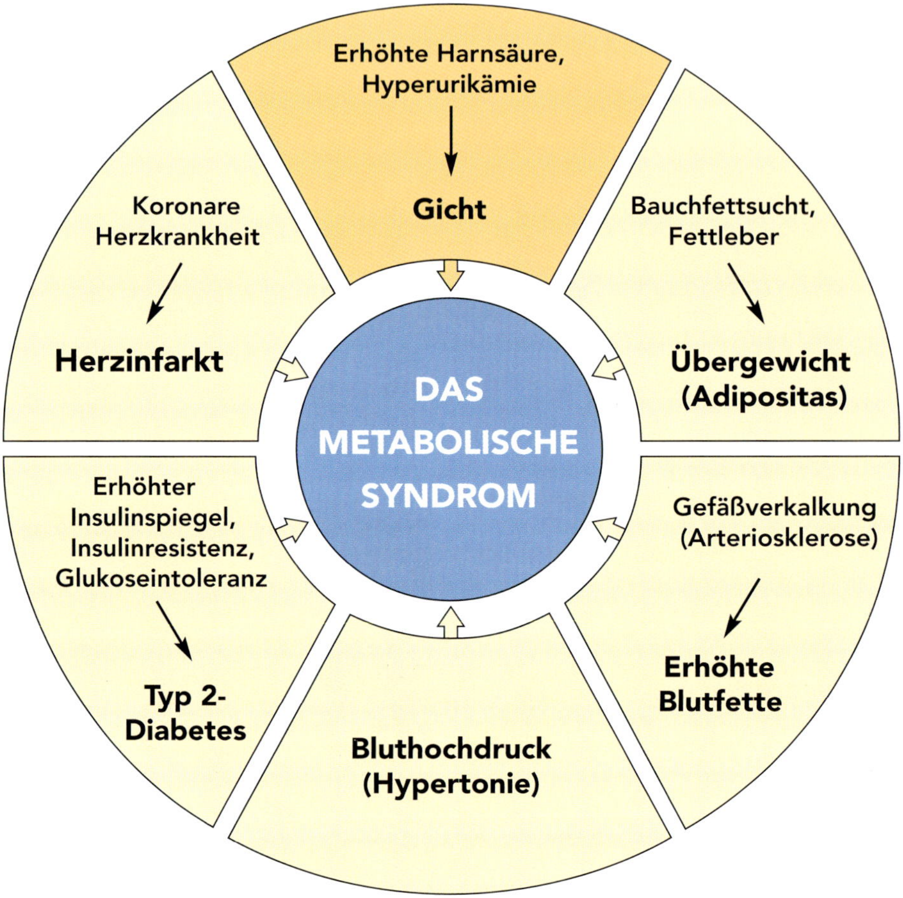


## Purine und Harnsäure

Purine sind Bestandteile der Erbinformation jeder Zelle und kommen daher in fast allen tierischen und pflanzlichen Lebensmittel in unterschiedlichen Mengen vor. In der Regel enthalten tierische Nahrungsmittel mehr Purine als pflanzliche, da Pflanzliches über weniger Zellkerne verfügt. Die Harnsäure bildet das natürliche Endprodukt beim Abbau von Purinen im menschlichen Körper. Jeder Mensch hat Harnsäure im Blut. Die im Körper anfallende Harnsäure stammt aus zwei Quellen: aus den Nahrungspurinen und den Purinen, die beim Abbau körpereigener Zellen anfallen.

Harnsäure ist das natürliche Abbauprodukt der Purinkörper, die in den Zellkernen enthalten sind (endogene Purine). Purine werden über die Nahrung aufgenommen und fallen im Stoffwechsel an (exogene Purine).

## Ursachen der Gicht

Nicht nur bei der Gicht, sondern auch beim so genannten Altersdiabetes (Diabetes mellitus Typ 2), unter dem in Deutschland rund vier Millionen vorwiegend übergewichtige, ältere Menschen leiden, handelt es sich um Konstitutionskrankheiten, die auch erblich sind. Bei Diabetes und Gicht wirken Umweltfaktoren und die Vererbung in der Erkrankungsentstehung zusammen. Übergewicht, reichlicher Fleisch- und Alkoholkonsum und Bewegungsmangel lösen bei erblicher Vorbelastung Gicht aus. Während in Hungers- und Kriegszeiten Gicht sehr selten ist, steigt die Zahl der Gichtkranken mit zunehmendem Wohlstand an.

## Formen der Gicht

Der Mediziner unterscheidet zwei Formen der Gicht, die primäre und die sekundäre Gicht. Während die primäre Gicht eine erblich bedingte Purinstoffwechselstörung ist, tritt die sekundäre Gicht als Folge anderer Erkrankungen auf.

Wie beim Diabetes mellitus sind auch bei der Gicht äußere Umstände (Umweltfaktoren), insbesondere die fleischreiche Fehlernährung, für den Ausbruch der Erkrankung verantwortlich.

Weit weniger als fünf Prozent der Gichtfälle beruhen auf einem angeborenen Enzymdefekt. In diesen wenigen Fällen ist die Gicht eine klassische Stoffwechselerkrankung, die immer und dauerhaft medikamentös behandelt werden muss. Eine alleinige diätetische Therapie ist in diesen Fällen erfolglos, jedoch zur Unterstützung der Medikamente immer notwendig.

Hyperurikämie und Gicht sind krankhafte Zustände des Körpers, die sich etwa 20 Jahre lang still entwickeln. Der Krankheitsausbruch erfolgt beim Mann meist zwischen dem 45. bis 60. Lebensjahr in Form eines schmerzhaften Gichtanfalls. Die „östrogengeschützte" Frau hingegen muss mit einem Ausbruch der Erkrankung in der Regel frühestens

| Gichtform | Ursache | Effekte | Häufigkeit |
|---|---|---|---|
| primäre Gicht | Vererbung und Umweltfaktoren | verminderte Ausscheidung, erhöhte Purinzufuhr | sehr häufig, 94 % der Fälle |
| primäre Gicht | Enzymdefekt | vermehrte Harnsäurebildung | sehr selten, 3–5 % der Fälle |
| sekundäre Gicht | Krankheit | vermehrte Harnsäurebildung (z. B. Leukämie oder Krebs), verminderte Ausscheidung (z. B. bei Niereninsuffizienz) | selten |

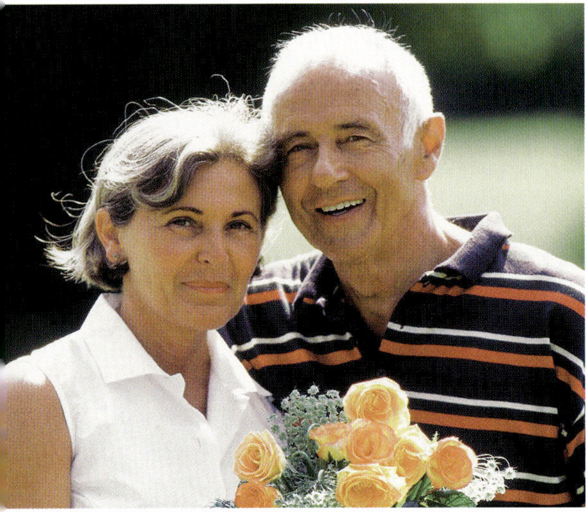

mit 65 Jahren rechnen. Bis zum Klimakterium ist sie besonders gut vor erhöhten Harnsäurewerten und erhöhten Blutfettwerten geschützt und erleidet beispielsweise auch seltener einen Herzinfarkt.

Hyperurikämie und Gicht treten als Folge einer erblich bedingten oder erworbenen Purinstoffwechselstörung auf, die mit Erhöhung der Harnsäurekonzentrationen im Blut und Geweben einhergeht. Demzufolge kann es zu Ablagerungen von Harnsäure an verschiedenen Körperstellen kommen.
Da Hyperurikämie und Gicht oft als Folge bestehender Krankheiten (im Rahmen des Metabolischen Syndroms) sowie durch Überernährung auftreten, sind diätetische Maßnahmen zur Vorsorge und Therapie der Hyperurikämie und Gicht unerlässlich. Darüber hinaus kann der Harnsäurespiegel mit einer medikamentösen Therapie gesenkt werden. Medikamente können die diätetischen Maßnahmen nicht ersetzen. Beide Therapien ergänzen einander und werden vom Arzt verordnet.

## Stadien der Hyperurikämie und Gicht

Die Störungen der Harnsäurebildung und/oder Ausscheidung laufen in verschiedenen Stadien ab. Bei Menschen, in deren Familien Gicht gehäuft vorkommt, liegt eine anfängliche Gichtanlage vor. Bei erhöhter Purinaufnahme beziehungsweise verminderter Ausscheidung von Harnsäure über die Nieren, kommt es zur Hyperurikämie. Diese geht in die meist unbemerkt verlaufende, interkritische Form der Gicht über. Bleibt diese Form unbehandelt, folgt das chronische Stadium der Gicht und es kommt zu gichtbedingten Schädigungen.

## Das Gichtrisiko

Auf etwa 10 bis 20 Hyperurikämiker kommt derzeit ein Gichtkranker, wobei das Verhältnis von männlichen zu weiblichen Gichtkranken etwa 7–10:1 beträgt. Die Wahrscheinlichkeit, mit der sich Gicht entwickelt, nimmt mit steigender Harnsäurekonzentration im Blut zu. Mit einer Auskristallisation der Harnsäure ist ab 6,4 mg pro 100 ml Blutserum zu rechnen. Ab Werten von über 9 mg pro 100 ml Blutserum tritt fast immer ein Gichtanfall auf.

Ähnlich wie bei Salz und Zucker in Wasser oder Tee, kann sich von Harnsäuresalzen nur eine bestimmte Menge im Blut auflösen. Ist die Lösung, das Blut, mit Harnsäure gesättigt, kommt es zur Ausfällung (Ablagerung) der Harnsäurekristalle. Mediziner geben für Männer und Frauen unterschiedliche Normalwerte der Harnsäure im Serum an. Für Frauen gilt die obere Grenze von 5,5 mg Harnsäure pro 100 ml Serum und für Männer 6,5 mg Harnsäure pro 100 ml Blutserum.

**Normalwerte der Harnsäure im Serum:**

Frauen: bis 5,5 mg/100 ml

Männer: bis 6,4 mg/100 ml

> 6,4 mg/100 ml = Hyperurikämie

Hyperurikämie wird in der Regel bei Routinekontrollen des Blutes vom Arzt festgestellt, denn erhöhte Harnsäure tut nicht weh! Es gibt viele Menschen mit erhöhter Harnsäurekonzentration im Blut, die noch nie einen Gichtanfall hatten. Unbehandelt werden sie aber früher oder später einen Gichtanfall bekommen. Es ist sinnvoll, zweimal jährlich oder im Rahmen des allgemeinen Check-ups die Harnsäurekonzentration vom Arzt überprüfen zu lassen.

## Der Gichtanfall

Harnsäure ist im Blut und im Gewebe des Körpers nur begrenzt löslich. Steigt die Konzentration der Harnsäure im Serum über 6,4 mg pro100 ml an, fallen Salze der Harnsäure, als Urate bezeichnet, als Kristalle aus. Bei Hyperurikämie können Harnsäurekristalle in den Gelenken, den Weichteilen und den Nieren ausfallen. Das Ausfallen der Harnsäure ist abhängig von Umgebungsbedingungen wie beispielsweise der Außentemperatur. Dieser Aspekt ist für die Extremitäten, wie etwa die Zehen und Finger, von Bedeutung. Bei ihnen liegt bei Kälte eine verminderte Durchblutung vor, dieser Kältereiz begünstigt das Auskristallisieren. In mehr als 50 Prozent der Fälle kristallisiert die Harnsäure zum ersten Mal im Großzehengrundgelenk aus. Es kommt zum extrem schmerzhaften akuten Gichtanfall. Der Mediziner bezeichnet den Gichtanfall im Großzehengrundgelenk als Podagra (griech.: „pous agra", dt.: „Fußschlinge"). Früher bezeichnete der Volksmund den Gichtanfall, der im Großzehengrundgelenk schmerzte, als „Zipperlein". Bei Frauen zeigt sich der Gichtanfall bevorzugt in schmerzenden Fingergelenken.

Ab einem Harnsäuregehalt von 9–10 mg pro 100 ml Serum ist in den meisten Fällen mit einem akuten Gichtanfall zu rechnen.

Die ersten Gichtanfälle treten in der Regel in Intervallen von einem halben bis zu einem Jahr auf. Es ist ebenfalls möglich, dass mehrere Jahre zwischen den einzelnen Gichtanfällen vergehen. Der

Betroffene vergisst über diesen langen Zeitraum seine Erkrankung und bricht möglicherweise die notwendige Therapie ab. Über kurz oder lang kommt es wieder zum schmerzhaften Gichtanfall, obwohl dies mit der Einnahme der verordneten Medikamente und der Einhaltung der Ernährungsempfehlungen hätte vermieden werden können.

## Was passiert beim Gichtanfall?

Beim akuten Gichtanfall kristallisiert die Harnsäure im betroffenen Gewebe (beispielsweise dem Großzehengrundgelenk) aus und lagert sich ab. Die weißen Blutkörperchen versuchen die Kristalle (Urate) aufzunehmen und zu beseitigen. Die Urate sind messerscharf, schädigen alle umliegenden Zellen und führen zu einer Entzündung. Dieser Vorgang wiederholt sich bei Hyperurikämie ständig, die Entzündung schreitet fort, Schmerzen stellen sich ein und es kommt zum Gichtanfall.

Ein akuter Gichtanfall entsteht typischerweise nachts mit Schwellung und Rötung des betroffenen Gelenks. Er geht mit heftigen Schmerzen einher. Das Gelenk kann so sehr schmerzen, dass selbst das Gewicht der Bettdecke unerträglich wird. Das Gelenk ist bei einem ausgeprägten Gichtanfall hochrot bis bläulich verfärbt, die Haut ist gespannt und glänzend. Unbehandelt kann ein Gichtanfall innerhalb weniger Tage bis maximal zwei Wochen abklingen. Bei sachgerechter medikamentöser Therapie und Ruhigstellung des betroffenen Gelenks ist nach wenigen Tagen mit Linderung zu rechnen. Bei Nichtbehandlung schreitet die Erkrankung weiter fort und schmerzhafte Anfälle treten häufiger auf. Also: Die Therapie lohnt sich wirklich!

**Zum akuten Gichtanfall kommt es oft nach einem üppigen Essen mit viel Fleisch und/oder übermäßigem Alkoholkonsum. Ebenso können Fasten, Nulldiät oder auch das Weglassen der entsprechenden „Gicht-Medikamente" einen Gichtanfall auslösen.**

## Hilfen während und nach einem Gichtanfall

Achten Sie auf ausreichende Flüssigkeitszufuhr von mindestens 2,5 Liter in Form von Mineralwasser, verdünnten Obst- oder Gemüsesäften, Kräuter- und Früchtetees, Malzkaffee oder Light-Getränken. Vorsicht ist hingegen bei Fleischbrühe geboten, da diese extrem viele Purinkörper enthält. Gut geeignet sind vegetarische Brühen, die allerdings keine Soja- oder Hefeextrakte enthalten sollten.

## Richtig essen und trinken während des akuten Gichtanfalls

Während des akuten Gichtanfalls sind neben der medikamentösen Therapie eine relativ streng purinarme Kost, die maximal 300 mg Harnsäure enthält, sowie eine reichliche Flüssigkeitszufuhr von mindestens 2,5 Liter einzuhalten.

## Wie Sie einem erneuten Gichtanfall vorbeugen können

Die Behandlung stellt eine Dauertherapie dar. Der Erfolg ist von der konsequenten Einnahme der verordneten „Gicht-Medikamente" und der Einhaltung der in diesem Buch vorgeschlagenen Ernährungsweise abhängig. Bei Unterbrechung der Behandlung kann der Harnsäurespiegel rasch wieder den Grenzwert übersteigen.

Eine erneute Auskristallisierung der Harnsäure sowie ein Gichtanfall oder eine Nierenkolik können die Folge sein.

> Die Gichtanfallshäufigkeit und die gichtbedingten Folgen hängen sehr davon ab, wie vernünftig Sie sich nach den ersten Anfällen verhalten.

### Warum Fasten einen Gichtanfall hervorrufen kann

Bei einer Kalorienzufuhr unter 1200 Kilokalorien baut der Körper reichlich Zellen (Fett- und Muskulatur) ab. Während dieser Abbauprozesse fallen viele körpereigene Purine an, die wiederum zu Harnsäure verstoffwechselt werden. Zudem löst der Fettabbau eine Stoffwechselsituation aus, die mit einer Ketonkörperbildung einhergeht. Ketone sind Fettabbauprodukte und hemmen die Harnsäureausscheidung. Als Betroffener sollten Sie also nicht Fasten, Heilfasten oder eine Crashdiät mit extrem wenigen Kalorien durchführen. Auch Diäten, die den Konsum von Alkohol einschließen oder einen vermehrten Verzehr von Fleisch propagieren, sind nicht empfehlenswert.

## Manifestationsorte der Harnsäureauskristallisation

Die Harnsäure kristallisiert in den Gelenken, Weichteilen und Nieren aus.

### Gelenke

Die Harnsäurekristalle lagern sich in Gelenknähe ab und schädigen die Knochen und Knorpel. Das führt zur Abnutzung des Gelenks, was als Arthrose bezeichnet wird. Das Endstadium stellen beispielsweise die typischen Gichtfinger dar, die stark verformt und bewegungseingeschränkt sind. Bevorzugt betroffen sind Großzehengrundgelenk, Sprunggelenk, Fußwurzelgelenk, Kniegelenk, Finger- und Handgelenke. Nach einem Gichtanfall ist das Gelenk wieder voll funktionstüchtig und belastbar. Wiederholt auftretende Gichtanfälle im gleichen Gelenk schädigen es jedoch im Laufe der Zeit und führen zur Arthrose.

### Weichteile

Die Harnsäurekristalle lagern sich in den Weichteilen (z. B. Ohrmuscheln und Knochen umgebende Gewebe an beispielsweise Ellenbogen, Fingern und Zehen) ab. Das Gewebe reagiert auf diese Kristalle wie auf einen Fremdkörper und kapselt diese ein, was als Gichtknoten (Tophi) bezeichnet wird. Die Bildung der im Volksmund auch als Gichtperlen bezeichneten Knoten verläuft in der Regel unbemerkt und schmerzlos.

### Nieren

Die Harnsäurekristalle lagern sich zu 20–40 Prozent in den Nieren oder den ableitenden Harnwegen als Harnsäuresteine (Uratsteine) ab. Diese Ablagerungen schädigen die Niere nachhaltig, fördern den Harnstau und können Infektionen auslösen. Harnsäuresteine können zu Nierenkoliken führen.

Der Arzt spricht von einer Gichtniere, wenn sich die Gefäße der Niere verändern, Harnsäure im Nierengewebe ablagert und Harnsäuresteine Entzündungen und Infektionen begünstigen. Die Gichtniere, die extrem selten geworden ist, kann eine Ursache für den Ausfall der Nierenfunktion und die Einleitung einer Dialysebehandlung sein. Oft bestehen schon Monate oder Jahre vor einem Gelenkbefall gichtbedingte Nierenveränderungen. Wird eine medikamentöse und diätetische Therapie zur Senkung der Harnsäure konsequent durchgeführt, können sich vorhandene Steine auflösen und kaum neue ausbilden. Der Arzt kann zusätzlich weitere Maßnahmen verordnen.

**Beim Vorliegen von Harnsäuresteinen müssen täglich mindestens 2,5 bis 3 Liter Wasser, verdünnter Fruchtsaft, Früchte- oder Kräutertee getrunken werden.**

## Die Medikamente

Colchizin ist bis heute im akuten Gichtanfall das Mittel der Wahl. Es wird aus dem Samen der Herbstzeitlosen gewonnen und muss vom Arzt verordnet werden. Nur bei starken Schmerzen im akuten Gichtanfall wird Colchizin verabreicht.

Da die Gicht auf einem Missverhältnis zwischen Bildung und Ausscheidung von Harnsäure beruht, ist eine dauerhafte Therapie notwendig. Die schwerwiegenden Folgen der Gicht lassen sich vermeiden, wenn frühzeitig und dauerhaft eine Senkung des Harnsäurespiegels erreicht wird und damit die schädliche Ablagerung der Harnsäurekristalle ausbleibt. Eine dauerhafte medikamentöse Therapie ist erforderlich, wenn eine Nierenschädigung vorliegt oder die Harnsäurekonzentration im Serum trotz purinarmer Kost ständig über 8 mg/100 ml liegt.

Medikamente können die Harnsäureausscheidung fördern oder die Harnsäurebildung hemmen. Die Substanz Allopurinol hemmt enzymatisch die Entstehung von Harnsäure und fördert gleichzeitig die Ausscheidung eines Zwischenprodukts des Harnsäurestoffwechsels. Der Mediziner bezeichnet Allopurinol als Urikostatikum.

Als weitere Therapeutika stehen die Substanzen Benzbromaron und Sulfinpyrazon zur Verfügung. Diese Substanzen erhöhen die Ausscheidung der Harnsäure über die Nieren und werden als Urikosurikum bezeichnet. Viele Patienten erhalten eine Kombinationstherapie aus Urikostatikum und Urikosurikum, die einander therapeutisch ergänzen. Der Arzt legt die Dosis der „Gicht-Medikamente“ anhand der Harnsäurewerte und der Nierenfunktion des Patienten fest. Die Medikamente müssen lebenslang eingenommen werden, um die chronische Erkrankung im Zaum zu halten.

**Therapieziele bei Hyperurikämie und Gicht sind die Behandlung des akuten Gichtanfalls, die dauerhafte Senkung des Harnsäurespiegels im Blut und somit die Vermeidung weiterer Gichtanfälle.**

Vor nahrungsbedingten Ausschweifungen (Karneval, Geburtstagsfeiern, Schlacht am kalten Buffet) kann in Absprache mit dem Arzt eine höhere Dosierung des Gichtmittels Allopurinol vorgenommen werden. Da Allopurinol eine Halbwertzeit von 24 Stunden hat, spielt es keine Rolle, ob Sie das Medikament morgens oder abends einnehmen.

# Richtig essen und trinken bei Hyperurikämie und Gicht

Ursache für einen erhöhten Harnsäurespiegel und damit letztlich Ursache einer Gichterkrankung ist in mehr als 95 Prozent der Fälle eine Störung der Harnsäureausscheidung. Sehr selten bildet der Körper selbst zu viel Harnsäure. Der Harnsäurepool des Körpers ist abhängig von der Zufuhr (Puringehalt der Lebensmittel) und der Ausscheidung der Harnsäure. Wenn die Ausscheidung der Harnsäure über die Nieren nicht ausreicht, ist es wichtig, dass wenig Harnsäure entsteht. Eine purinarme Ernährung ist daher Grundlage der Therapie von Hyperurikämie und Gicht.

Für Hyperurämiker sind viele pflanzliche Lebensmittel, Milch und Milchprodukte sowie Eier unbedenklich. Alle Lebensmittel, die wie Fleisch, Innereien und Wurstwaren zellkernreich sind, sollten stark eingeschränkt werden (maximal 100 g täglich). Die tägliche Harnsäureaufnahme sollte 300 bis 500 mg nicht überschreiten. Eine strenge Diät mit der Aufnahme von weniger als 300 mg Harnsäure verordnet heute kaum ein Arzt. Die früher als streng purinarme Diät verordnete Kost durfte maximal 120 mg Harnsäure enthalten. Eine solche Ernährungsweise ist jedoch kaum durchführbar und unnötig.

Der menschliche Körper ist außerstande, Harnsäure weiter abzubauen. Daher werden 75 Prozent der Harnsäure über die Nieren und 25 Prozent über

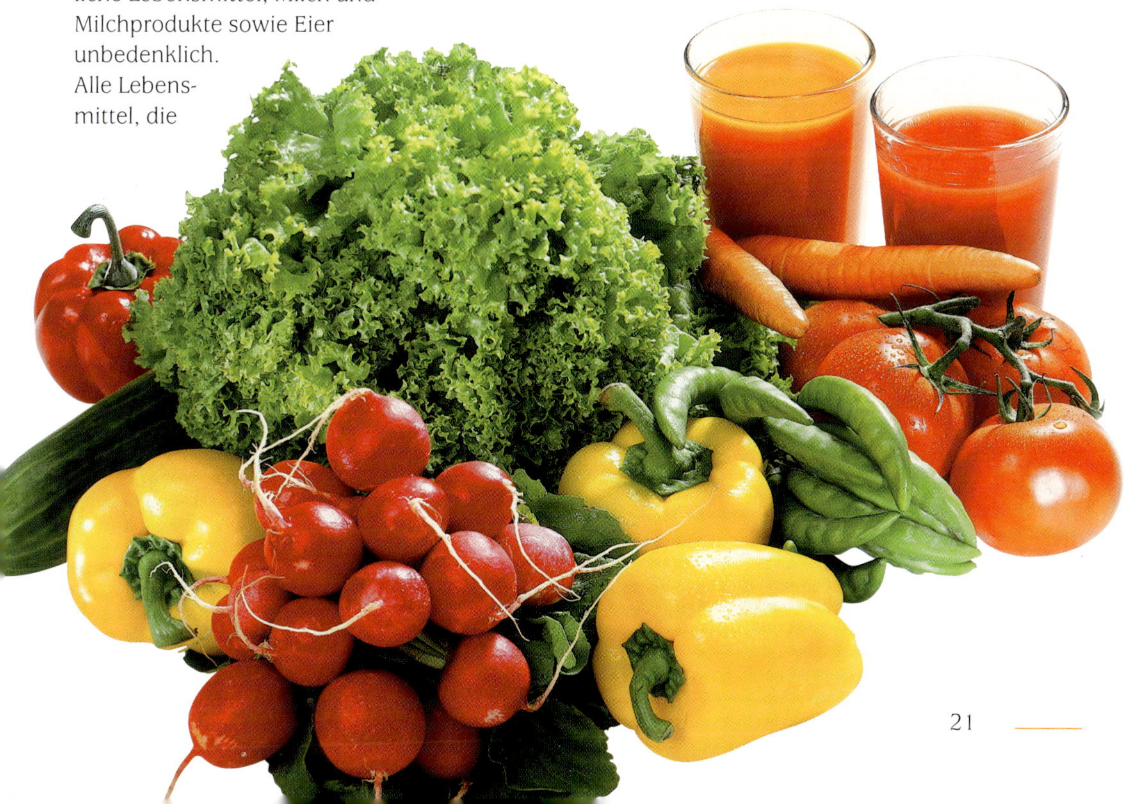

den Darm ausgeschieden. Bei einem gesunden Menschen halten sich Aufnahme, Bildung und Ausscheidung von Harnsäure das Gleichgewicht. Bei Hyperurämikern ist dieses Gleichgewicht gestört. Sie bilden entweder zu viel Harnsäure und/oder scheiden zu wenig Harnsäure über die Nieren aus. Dadurch steigt der Harnsäurespiegel im Blutserum an. Ab einer Harnsäurekonzentration von 6,4 mg/100 ml Serum besteht die Gefahr, dass Harnsäure in Form von Kristallen ausfällt.

In der Regel wird, wie in diesem Kochbuch auch, der Puringehalt als Harnsäuremenge in Milligramm angegeben. Lassen Sie sich aber durch unterschiedliche Angaben aus Nährwerttabellen oder anderen Kochbüchern nicht verwirren, alle Bezeichnungen meinen in der Regel das Gleiche.

## Welche Lebensmittel sind bei Hyperurikämie und Gicht geeignet?

Einige Lebensmittel sollten vermieden werden, da sie reichlich Purine enthalten. Viele andere Lebensmittel enthalten zwar Purine, aber nicht in dem Maße, dass Sie ganz darauf verzichten müssten. Bitte beachten Sie die Hinweise, die wir Ihnen geben. Viele Lebensmittel enthalten wenig oder gar keine Purine und sind daher für Ihre Ernährung gut geeignet. In der Tabelle können Sie leicht nachsehen, was sich für Sie gut geeignet, in Maßen eignet oder von Ihnen vermieden werden sollte.

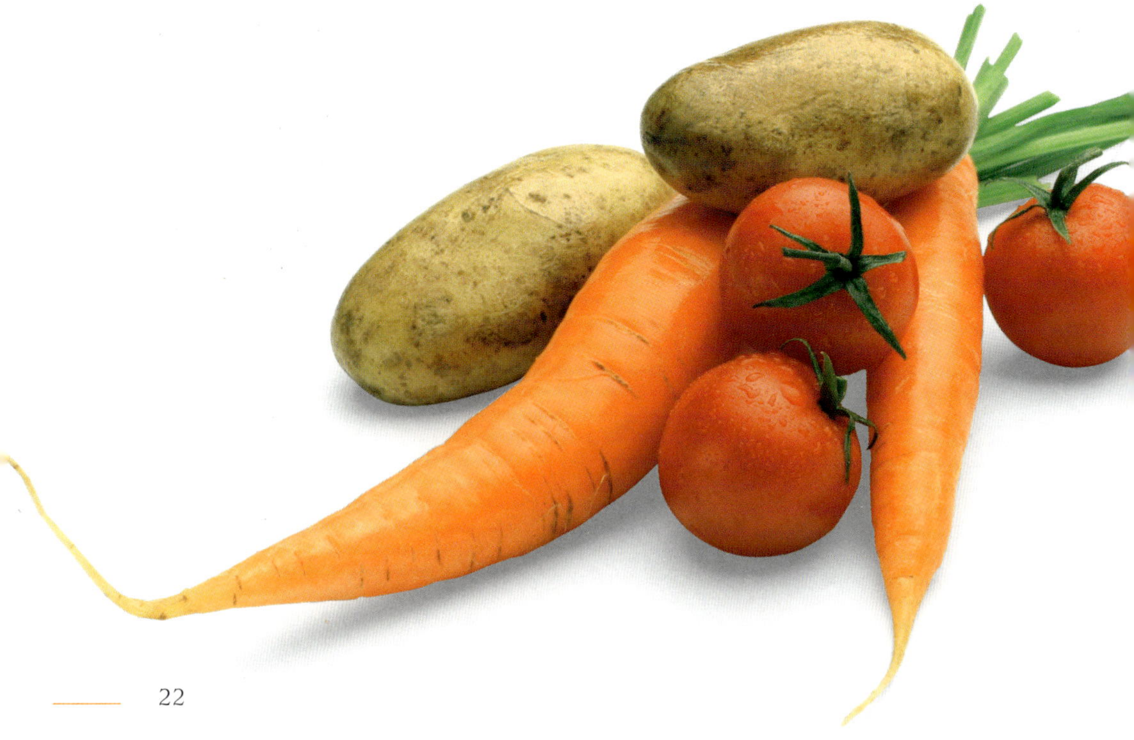

| Gut geeignete Lebensmittel – purinfrei oder extrem purinarm | Anmerkungen |
|---|---|
| Wasser, Mineralwasser, schwarzer Tee, Kräuter- und Früchtetee, Kaffee (mit und ohne Koffein), Malzkaffee, Kakao, Obst- und Gemüsesäfte, Limonade und Colagetränke | |
| Weiß- und Rotwein sowie Sekt | Bis zu einem Glas (150 ml) und **nicht** täglich. |
| Milch (jede Fettstufe), Kondensmilch,<br>saure Sahne, süße Sahne | bei Übergewicht: Fettgehalt der Milch nicht mehr als 1,5 %<br>bei Übergewicht: süße Sahne ungeeignet |
| Buttermilch, Dickmilch, Kefir, Molke Quark, Frischkäse, Hüttenkäse, Harzer-Käse, Schnittkäse (alle Sorten), Weichkäse (Camembert, Brie), Edelschimmelkäse (z. B. Gorgonzola) | bei Übergewicht: Magerquark<br>bei Übergewicht: Fettgehalt bis 45 % Fett i. Tr. |
| Eier | kalorien-, fett- und cholesterinreich |
| Butter, Margarine, Halbfettprodukte, Diätmargarine, Schmalz und Öl | bei Übergewicht: Halbfette verwenden<br>bei erhöhtem Cholesterinspiegel: pflanzliche Fette in geringen Mengen verwenden |
| Obst | |
| Nüsse | bei Übergewicht: ungeeignet |
| Zucker- und Zuckerwaren, Konfitüre/Marmelade | bei Diabetes: nicht gut geeignet<br>bei Diabetes: nur mit Zuckeraustauschstoffen und Süßstoffen süßen |
| Honig | bei Diabetes: nicht geeignet |
| Kartoffeln | bei Übergewicht und erhöhtem Cholesterinspiegel: fettarme Zubereitungsmethoden wählen |
| Grieß, Stärke, Sago, Puddingpulver, Mehl | |
| Nudeln, Reis | |
| Gemüsebrühe, Salz, Gewürze | Bitte verwenden Sie fluoridiertes Jodsalz. |
| Gemüse, Salate und Pilze | Trotz eines teilweise hohen Puringehalts wirken pflanzliche Lebensmittel nicht so belastend auf den Harnsäurestoffwechsel des Körpers und sind daher geeignet. |

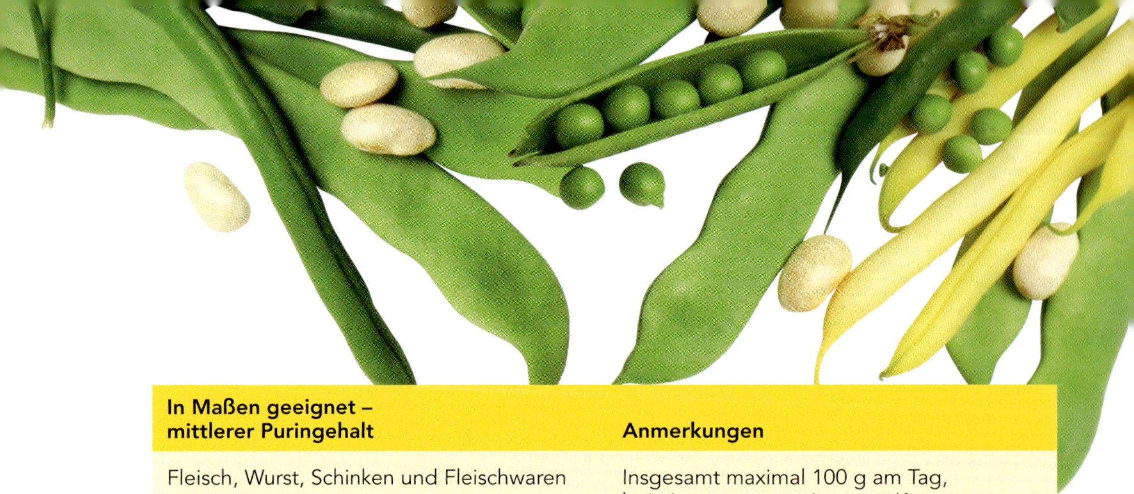

| **In Maßen geeignet – mittlerer Puringehalt** | **Anmerkungen** |
|---|---|
| Fleisch, Wurst, Schinken und Fleischwaren | Insgesamt maximal 100 g am Tag, bei einer streng purinarmen Kost allerdings ungeeignet. |
| Fisch und Fischwaren | Fisch ohne Haut enthält weniger Purine. |
| Hülsenfrüchte | Trotz des relativ hohen Gehalts geeignet, wenn nicht zusätzlich Fleisch, Fleischwaren oder Würstchen gegessen werden. |
| Brot, Brötchen | Obwohl pflanzliche Lebensmittel wie Vollkornbrot bzw. Vollkornbrötchen durch die Verwendung von Hefe einen relativ hohen Puringehalt aufweisen, wirken sie nicht so belastend auf den Harnsäurestoffwechsel des Körpers und sind daher geeignet. |
| Sonnenblumenkerne, Sesam, Erdnüsse | bei Übergewicht: Fettgehalt beachten |

| **Nicht geeignet – purinreich** | **Anmerkungen** |
|---|---|
| Innereien, Knochenmark | meiden |
| Fleischbrühe, Fleischextrakt, Bäcker- und Bierhefe, Sojabohnen | meiden |
| Kleinfische: Sprotten, Anchovis, Sardellen und Ölsardinen | meiden |
| Haut von Fisch und Geflügel | meiden |
| Alkohol | Hemmt die Harnsäureausscheidung und ist daher ungeeignet. |
| Bier | Hemmt die Harnsäureausscheidung und liefert zusätzlich Purine, ist daher ungeeignet. |

## Das richtige Gewicht

Erhöhtes Körpergewicht und zu viel Körperfett (Übergewicht) stellen Risikofaktoren für eine Vielzahl von Erkrankungen dar. Übergewichtige haben ein extrem hohes Risiko verschiedene Stoffwechselkrankheiten, insbesondere Hyperurikämie und Gicht, zu entwickeln.

Zwei von drei Gichtpatienten haben zu Beginn der Behandlung Übergewicht. Bei einer Veranlagung (Hyperurikämie und Gicht in der Familie) und erhöhtem Körpergewicht sind Sie ein Risikopatient für Hyperurikämie und Gicht.

Das Körpergewicht wird heute anhand des so genannten Körpermassenindex (Body-Mass-Index, BMI) bewertet. Dieser berechnet sich aus dem Körpergewicht im Verhältnis zur Körpergröße in Quadratmetern.

Sie können Ihren Body-Mass-Index aus der unteren Grafik leicht ablesen und feststellen, ob Ihr Körpergewicht im grünen, gelben oder roten Bereich liegt. Bilden Sie dafür den Schnittpunkt aus Ihrer Körpergröße und Ihrem Körpergewicht.

## Der Energiebedarf

Der Energieverbrauch und die Energiezufuhr bestimmen unser Körpergewicht. Liegt der Verbrauch unterhalb der Zufuhr, steigt das Körpergewicht an: Sie nehmen zu. Ist das Verhältnis genau umgekehrt – wie das bei Verminderung der Fettaufnahme der Fall ist –, nehmen Sie ab. Übergewicht ist ein Bilanzproblem. Im Alter nimmt der Energiebedarf immer weiter ab. Ab dem 50. Lebensjahre ist mit einer Reduzierung des Bedarfs um zehn Prozent pro Jahrzehnt zu rechnen.

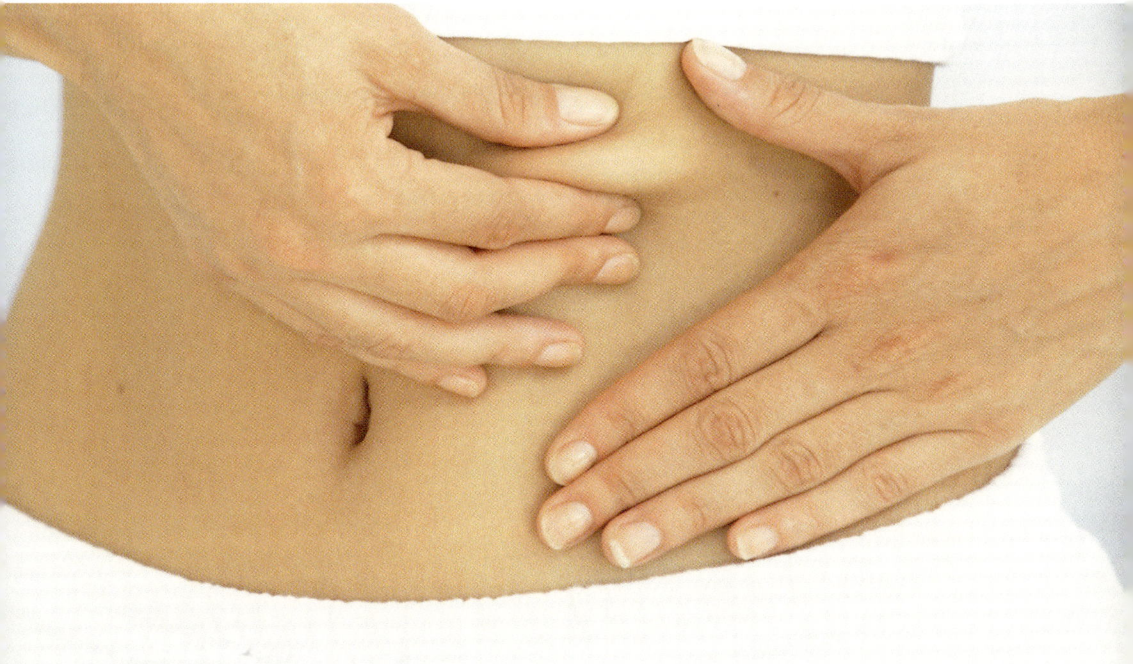

**Body-Mass-Index**

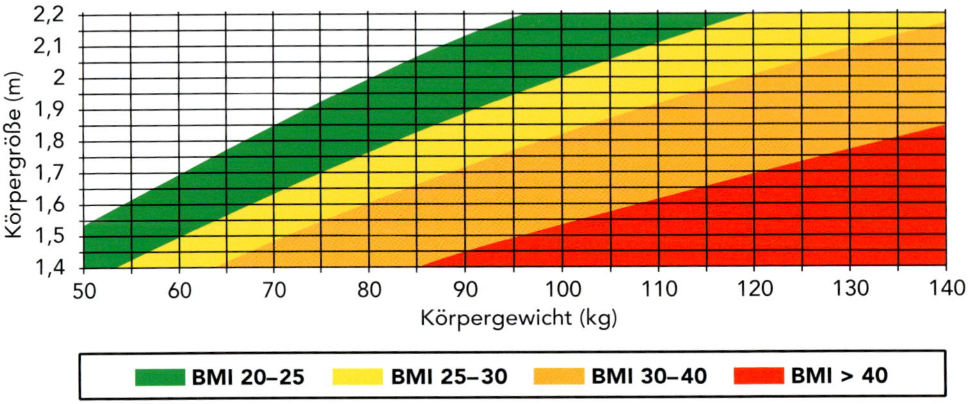


| **Energiebedarf bei normalem oder erhöhtem Körpergewicht (BMI = 18–29)** | | |
|---|---|---|
| Ist-Gewicht in Kilogramm | x 24 | = Grundbedarf in Kilokalorien |
| | x 28 | = Energiebedarf bei leichtester Tätigkeit |
| | x 30 | = Energiebedarf bei leichter Tätigkeit |
| | x 35 | = Energiebedarf bei mittlerer Tätigkeit |
| | x 40 | = Energiebedarf bei schwerer Tätigkeit |

| **Energiebedarf bei starkem Übergewicht (BMI = 30 und mehr)** | | |
|---|---|---|
| Ist-Gewicht in Kilogramm | x 22 | = Grundbedarf in Kilokalorien |
| | x 24 | = Energiebedarf bei leichter Tätigkeit |
| | x 30 | = Energiebedarf bei mittlerer Tätigkeit |

**Beispiel:**
*Körpergewicht 79 Kilogramm, Größe 164 cm, BMI 29,4, leichte Tätigkeit.*
*Das Körpergewicht liegt im oberen Normbereich. Bei einer leichten Tätigkeit berechnet sich ein Energiebedarf von (79 x 30) = 2370 Kilokalorien.*
*Führt unsere Musterperson genau diese Kalorienzahl zu, bleibt ihr Gewicht stabil.*

## Zu viele (Fett-)Kalorien schlagen zu B(a)uche

Eine fettreiche Ernährung hemmt die Ausscheidung der Harnsäure über die Nieren.

Ein Kilogramm menschliches Fettgewebe – beispielsweise am Bauch – enthält rund 7000 Kilokalorien. Um ein Kilogramm Körperfett abzubauen, müssen daher 7000 Kilokalorien eingespart werden. Bei einem durchschnittlichen Energiebedarf von 2200 bis 2600 Kilokalorien bedeutet das, dass mindestens drei Tage Nulldiät erforderlich wären, um ein Kilogramm Fettmasse abzubauen. Die anfangs bei einer Gewichtsreduktion purzelnden Pfunde sind aber kein Fett, sondern Wasser und Muskulatur. Wenn Sie fünf Kilogramm abnehmen möchten, müssen Sie 35000 Kilokalorien einsparen (5 x 7000 = 35000). Bei einem Energiebedarf von rund 2400 Kilokalorien und einer Reduktionskost von 1500 Kilokalorien sparen Sie täglich 900 Kilokalorien ein. Somit benötigen Sie etwa 39 Tage (35000 : 900 = 38,89), bis Sie Ihr Gewichtsziel erreichen.

## Richtig abnehmen bei Hyperurikämie und Gicht

Ein Gewichtsverlust von rund 500 Gramm pro Woche ist völlig ausreichend und ungefährlich bei Hyperurikämie und Gicht. Bei einer Crashkur, Nulldiät oder Reduktionskost unter 1200 Kilokalorien werden zu viele Körperzellen abgebaut, Purine fallen somit reichlich an und der Harnsäurespiegel kann so stark steigen, dass ein akuter Gichtanfall die Folge ist. Unter einer kalorienreduzierten Kost sollten Menschen mit Hyperurikämie und Gicht mindestens 2,5 bis 3 Liter täglich trinken, um die verstärkt anfallenden Stoffwechselendprodukte, zu denen auch die Harnsäure zählt, ausscheiden zu können. Die Gewichtsreduktion bei Hyperurikämie und Gicht muss vorher ausführlich mit dem Arzt und Diätassistenten besprochen werden. Für eine ideale

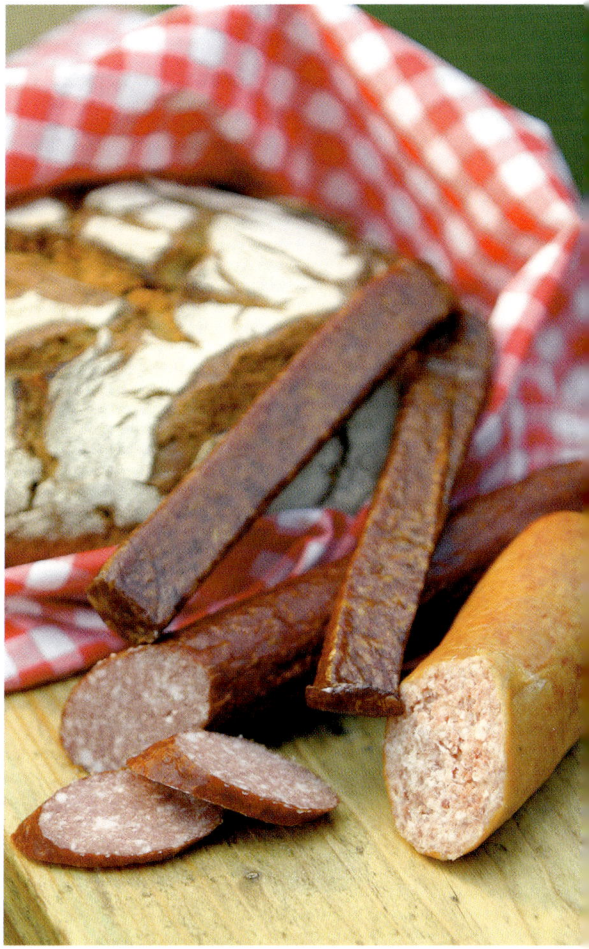

Nach jahrelangen Diskussionen um die richtige Reduktionskost ist unsere Formel zum Abspecken ganz einfach: Wer weniger Fett aufnimmt, baut Körperfett ab. Wer es schafft seine bisherige Fettaufnahme zu halbieren, nimmt langsam ab. Nicht Kartoffeln, Nudeln, Bananen und Weintrauben, Reis und Brot sind die Dickmacher der Nation, sondern die großen Fleisch- und Wurstportionen, die auch den Harnsäurespiegel erhöhen. Dickmacher sind ferner die Sahne in der Sauce oder auf dem Kuchen und die „gute" Butter auf dem gesunden Vollkornbrot. Im Gegensatz zu Fett machen Kohlenhydrate nicht dick!

Gewichtsreduktion bei Hyperurikämie und Gicht ist beispielsweise auch das Programm „Die Müller-Diät" geeignet (siehe Anhang).

**Die ideale Reduktionskost enthält 1200 bis 1800 Kilokalorien, macht satt, baut das Übergewicht langsam ab und löst keinen Gichtanfall aus.**

Sie sollten Ihr Körpergewicht zweimal wöchentlich im gleichen Bekleidungszustand, zur gleichen Uhrzeit, auf der gleichen Waage kontrollieren und die Ergebnisse in einem Gewichtstagebuch festhalten. Gewinnen Sie einen Überblick über Ihre Ess- und Trinkgewohnheiten indem Sie diese in einem Ernährungstagebuch protokollieren. Um eventuelle Probleme und Fragen besprechen zu können, legen Sie das Ernährungstagebuch Ihrem Arzt und Diätassistenten vor.

Übergewicht ist der Feind von Menschen mit Hyperurikämie und Gicht. Wenn es Ihnen gelingt Ihr Gewicht zu normalisieren (Ziel-BMI = 20 bis 25) und anschließend zu halten, können Sie Ihre Harnsäurewerte dauerhaft senken. Die Gichtanfälle treten dann in der Regel nicht mehr auf. Bei einer Ernährungsumstellung und/oder Gewichtsreduktion kann der Arzt die Medikamentendosis der „Gichtpräparate" oft reduzieren.

## Kohlenhydrate in der purinarmen Ernährung

Kohlenhydrate liefern dem Körper vier Kilokalorien pro Gramm. Aus den Kohlenhydraten stammt der Blutzucker, der die direkte Energieversorgung der Körperzellen übernimmt.

Obst, Gemüse, Brot, Kartoffeln, Getreide, Reis, Nudeln, Zucker, Milch und Hülsenfrüchte bestehen hauptsächlich aus Kohlenhydraten. Mit Ausnahme zuckerhaltiger Lebensmittel sind alle kohlenhydratreichen Lebensmittel relativ kalorienarm. Mindestens die Hälfte der Energiezufuhr sollte bei Hyperurikämie und Gicht aus Kohlenhydraten stammen. Das entspricht 3,5 g Kohlenhydrate pro Körperkilogramm. Beispiel: Bei einem

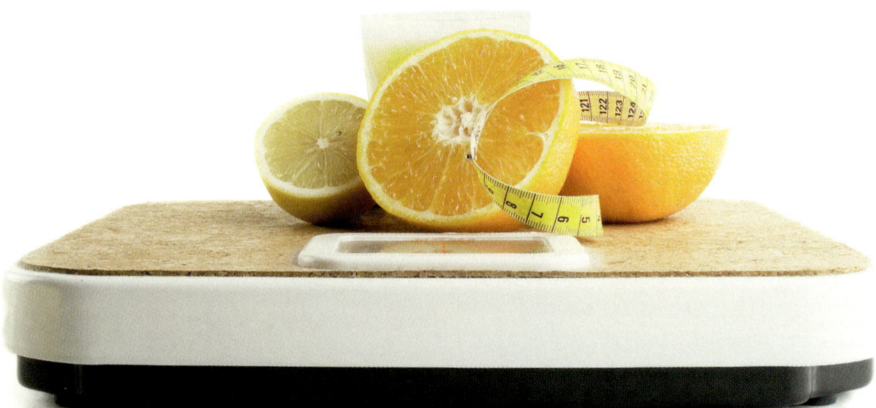

Körpergewicht von 75 Kilogramm dürfen Sie 263 g Kohlenhydrate täglich aufnehmen (75 x 3,5 = 262,5). Kohlenhydrate erhöhen die Harnsäurekonzentration nicht und haben somit keinen Einfluss auf Ihre Grunderkrankung.

Obwohl Ballaststoffe der Gruppe der Kohlenhydrate zugeordnet werden, liefern sie weder Kalorien noch erhöhen sie die Harnsäurekonzentration. Ballaststoffreiche Lebensmittel sorgen für eine gute sowie lang anhaltende Sättigung, beugen Verstopfung vor und senken zusätzlich die Blutfettwerte. Daher sollten Obst, Gemüse, Salate, Vollkornprodukte und Vollkornbrote regelmäßig auf dem Speiseplan stehen. Den Ballaststoffgehalt von verschiedenen Brotsorten können Sie oft schon an der Farbe und Struktur erkennen. Ballaststoffreiches Brot ist in der Regel dunkler und gröber. Ballaststoffe benötigen im Magen-Darm-Trakt Flüssigkeit zum Quellen. Im Rahmen einer ballaststoffreichen Ernährung ist deshalb auf eine Flüssigkeitszufuhr von mindestens zwei Litern täglich zu achten.

## Eiweiße in der purinarmen Ernährung

Eiweiß (wissenschaftlich als Protein bezeichnet) ist lebensnotwendig und dient dem Körper als wichtigster Baustoff beispielsweise für Muskulatur und Hormone. Ein Gramm Eiweiß liefert vier Kilokalorien. In Deutschland wird nach dem Ernährungsbericht der Bundesregierung aus dem Jahr 2004 zu viel Eiweiß aufgenommen. Die durchschnittliche Zufuhr liegt mit fast 100 g doppelt so hoch wie die Empfehlungen. Eine hohe Eiweißzufuhr fördert die Entstehung von Nierenschäden und Gicht, wenn über eiweißreiche Nahrungsmittel gleichzeitig reichlich Purine aufgenommen werden.

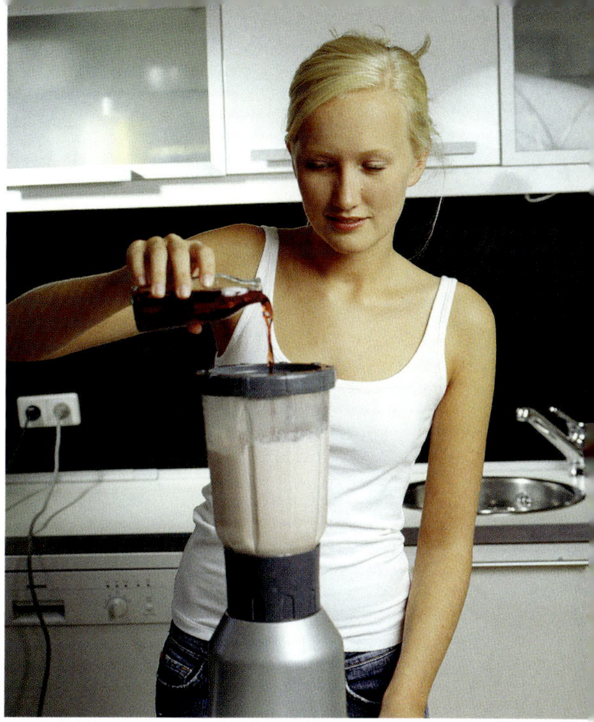

**Fleisch, Fisch und Geflügel sind gedünstet oder gekocht für Hyperurämiker und Gichtpatienten günstiger als gebraten, da die Purine in das Kochwasser übergehen. Damit kann der Harnsäuregehalt um 10 bis 20 Prozent reduziert werden.**

Für Gesunde und Menschen, die an Hyperurikämie und Gicht leiden, gilt, dass die tägliche Eiweißzufuhr 15 Energieprozent nicht übersteigen sollte. Die Faustregel lautet: Maximal ein Gramm Eiweiß pro Körperkilogramm. Beispiel: Bei einem Gewicht von 75 Kilogramm sollten Sie maximal 75 g Eiweiß aufnehmen. Um sich nicht zu verschätzen und einen Gichtanfall zu riskieren, wiegen Sie purinreiche Nahrungsmittel mit einer Diätwaage ab.

## Fette in der purinarmen Ernährung

Fett ist mit neun Kilokalorien pro Gramm der energiereichste Nährstoff. Mediziner und Diätassistenten weisen darauf hin, dass Fett fett macht und wir im Durchschnitt zu viel davon aufnehmen. Dabei ist gleichgültig, ob das Fett aus Diätmargarine, Butter, Kuchen, Wurst oder Nüssen stammt. Fett im Übermaß ist die Hauptursache für die Entstehung von Übergewicht. In der Bundesrepublik wird mehr als das Doppelte an Fett verzehrt, als der Körper tatsächlich benötigt. Menschen, die unter Hyperurikämie und Gicht leiden, sollten nicht mehr als 35 Energieprozent Fett zu sich nehmen. Das entspricht rund einem Gramm Fett pro Kilogramm Körpergewicht. Beispiel: Bei einem Gewicht von 75 Kilogramm sollten Sie maximal 75 g Fett aufnehmen. Übergewichtige mit Hyperurikämie und Gicht sollten weniger Fett essen, um ihr Körpergewicht langsam zu senken.

Pflanzliche Fette sind in der Regel gesundheitlich günstiger einzuschätzen als tierische Fette. Als Aufstrichfett bieten sich (auch bei erhöhtem Cholesterinspiegel) dünn gestrichene Halbfettmargarine

| Eiweißreiche, aber purinarme Lebensmittel – bei Hyperurikämie und Gicht gut geeignet | Eiweiß- und purinreiche Lebensmittel – bei Hyperurikämie und Gicht nur in Maßen verzehren |
|---|---|
| Milch | Fleisch |
| Käse | Wurstwaren |
| Sauermilchprodukte (beispielsweise Joghurt) | Innereien (ungeeignet) |
| Quark | Fisch (inbesondere Kleinfische, ungeeignet) |
| Eier | Geflügel |

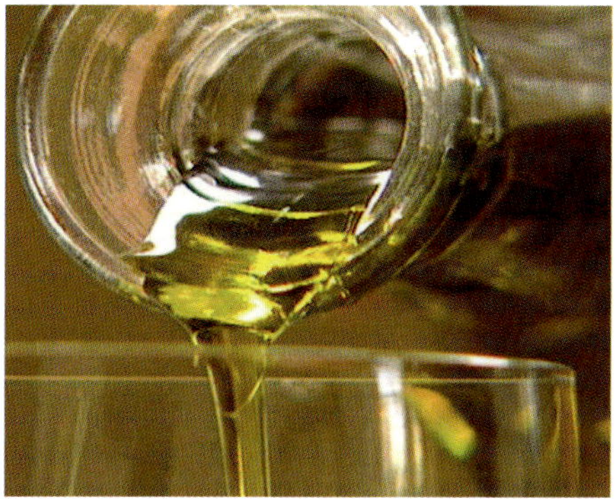

Wer Fleisch und Wurst wegen der hohen Purinkonzentration reduziert, tut gleichzeitig etwas für seine schlanke Linie. Denn mit diesen Lebensmitteln werden nicht nur viel Harnsäure, sondern auch viele, z. T. versteckte Fette und damit Kalorien aufgenommen.

oder Diätmargarine an. Als Kochfett ist gut erhitzbares Pflanzenöl (Walnuss-, Soja-, Raps- oder Leinöl) in kleinen Mengen (1 TL pro Portion) das Richtige. Für den Salat bietet sich pro Portion 1 TL Oliven-, Walnuss-, Traubenkern- oder Sonnenblumenöl an. Fette erhöhen die Harnsäurekonzentration nicht.

Fettreiche Diäten wie beispielsweise die Aktins-, Punkte- oder Mayodiät sind für Patienten mit Hyperurikämie und Gicht ungeeignet, da unter fettreicher Kost verstärkt Ketonkörper gebildet werden. Ketone sind Fettabbauprodukte, sie hemmen wiederum die Harnsäureausscheidung.

## Richtig essen und trinken bei erhöhten Blutfettwerten (Hyperlipidämie)

Menschen mit erhöhten Harnsäurewerten und Gicht leiden besonders häufig unter erhöhten Blutfettwerten (Cholesterin und Triglyzeride). Erhöhte Blutfette sind ein weiterer Risikofaktor für Herz-Kreislauf-Erkrankungen. Das Nahrungscholesterin hat in der Regel keinen Einfluss auf den Blutcholesterinwert. Bei erhöhten Blutfetten ist es deshalb nicht erforderlich, cholesterinarm zu essen. Bei einer fettreduzierten Kost, wie sie bei Hyperurikämie und Gicht ohnehin empfohlen wird, werden die pflanzlichen Fette bevorzugt. In der Regel sinken die Blutfettwerte während dieser Ernährung

| Wählen Sie das richtige Fett!<br>10 Gramm: | Fettgehalt: | Kilokaloriengehalt: |
|---|---|---|
| Milch, halbfett | 4,1 g | 39 Kilokalorien |
| Butter | 8,3 g | 75 Kilokalorien |
| Margarine | 8,0 g | 72 Kilokalorien |
| Diätmargarine | 8,0 g | 72 Kilokalorien |
| Halbfettmargarine | 4,0 g | 37 Kilokalorien |
| Pflanzenöl | 10,0 g | 90 Kilokalorien |

automatisch ab. Ideal bei erhöhten Blutfetten sind Raps-, Lein- und Walnussöl, sie haben ein ideales Fettsäuremuster. Außerdem enthalten Sie die herzgesunden Omega-3-Fettsäuren. Olivenöl ist eher ein minderwertiges Öl, da es reichlich gefäßschädigende gesättigte Fettsäuren und viel zu wenig Omega-3-Fettsäuren sowie lebenswichtige Fettsäuren enthält. Ideal als Streichfett ist Margarine, die mit Phytosterinen angereichert ist.

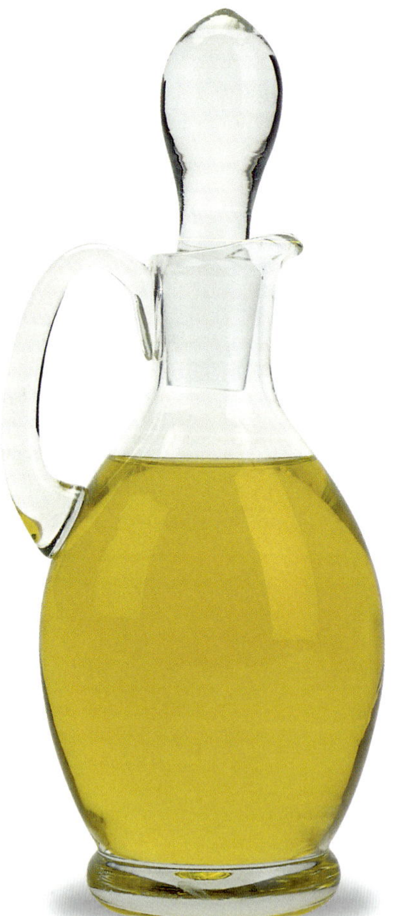

Eine geringe Fettzufuhr senkt erhöhte Blutfettwerte und das Körpergewicht.

## Richtig essen und trinken bei Diabetes mellitus („Zuckerkrankheit")

In Deutschland leben momentan rund sechs Millionen Diabetiker. Damit ist Diabetes mellitus wie Hyperurikämie und Gicht eine typische Volkskrankheit. Der Diabetes lässt sich in zwei Gruppen, Typ-1 Diabetes und Typ-2 Diabetes, einteilen. Die Ernährung eines Typ-2 Diabetikers, der in der Regel übergewichtig ist, unterscheidet sich grundsätzlich von der eines Typ-1 Diabetikers. Während Typ-2 Diabetiker das Körpergewicht reduzieren und auf Kalorien achten müssen, wird der Typ-1 Diabetiker mit Insulin behandelt und muss die Kohlenhydrate nach BE (Brot- oder Berechnungseinheit) berechnen.

Diabetiker beider Typen, die gleichzeitig auch an Gicht oder Hyperurikämie leiden, sollten zum Süßen ihrer Speisen und Getränke Süßstoff verwenden. Sie sparen dadurch sowohl Kalorien wie BEs ein.

Kohlenhydrate oder Zuckeralkohole in Form von Fruchtzucker (Fruktose) und den Zuckeraustauschstoffen Sorbit und Xylit können in hohen Dosen, wie sie Diabetiker in Form von Diabetikersüßigkeiten aufnehmen, zu einem Anstieg der Harnsäurekonzentration führen.

## Richtig essen und trinken bei erhöhtem Blutdruck (Hypertonie)

40 bis 80 Prozent der Menschen mit erhöhten Harnsäurewerten und Gicht leiden im Rahmen des Metabolischen Syndroms gleichzeitig unter erhöhtem Blutdruck (Hypertonie). Bluthochdruck ist ein Risikofaktor für Schlaganfall und Herzinfarkt. Viele Hypertoniker sind übergewichtig. Oft normalisiert sich der Blutdruck, wenn das Körpergewicht um einige Kilogramm sinkt. Die Ernährungsprinzipien bei Hyperurikämie und Gicht müssen, bei gleichzeitigem Vorliegen von erhöhtem Blutdruck, um den Verzicht des zusätzlichen Salzens bei Tisch erweitert werden. Statt Salz bringen Kräuter und Gewürze Geschmack in die kreative Küche.

## Vitamine und Mineralstoffe

Vitamine und Mineralstoffe sind lebensnotwendige Substanzen, die Steuerungsaufgaben haben oder zum Aufbau von Gewebe (beispielsweise Kalzium für Knochen) benötigt werden. Im Rahmen einer ausgewogenen Ernährung bei Hyperurikämie und Gicht ist die Zufuhr der meisten Vitamine und Mineralstoffe ausreichend. Lediglich die Zufuhr der Mineralstoffe Fluorid, Magnesium, Jod, Zink und Eisen sowie die der B-Vitamine ist bei vielen Gesunden sowie Menschen mit Hyperurikämie und Gicht unausgeglichen. Wenn Menschen mit Hyperurikämie und Gicht gar kein Fleisch oder Fleischwaren mehr zu sich nehmen, muss das Mineral Eisen über entsprechende Präparate zugeführt werden. Der Fluorid- und Jodbedarf ist leicht über

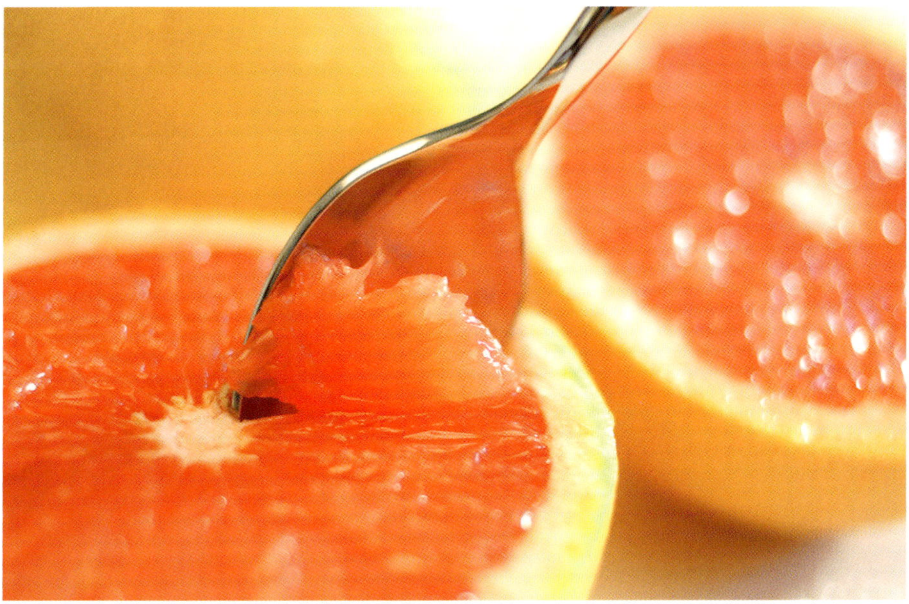

fluoridiertes Jodsalz und den regelmäßigen Verzehr von Seefisch (Achtung: Puringehalt beachten – Portiongröße maximal 100 Gramm!) sowie das Trinken von schwarzem Tee zu decken. Sinnvoll ist es, Brot- und Backwaren zu kaufen, die mit Jodsalz hergestellt wurden. Die zusätzliche Einnahme von Vitamin- und Mineralstoffpräparaten sollten Sie mit Ihrem behandelnden Arzt oder Diätassistenten besprechen. Im Rahmen einer kalorienreduzierten Kost ist die Einnahme von Vitamin- und Mineralstoffpräparaten immer ratsam.

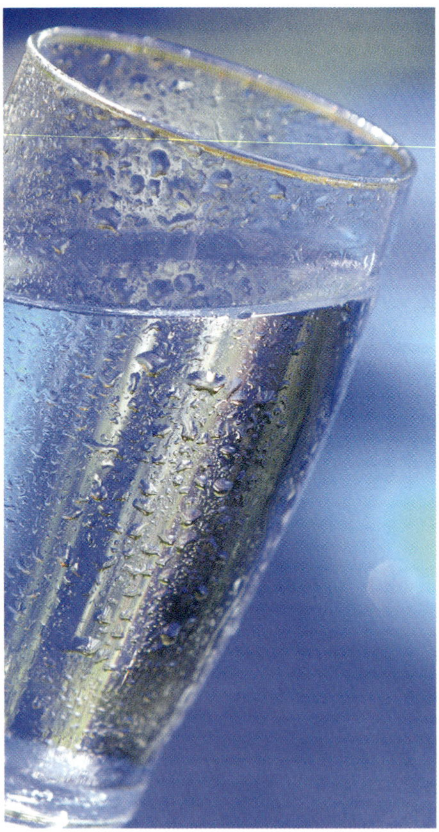

## Richtig trinken

Jeder Mensch sollte täglich mindestens zwei Liter trinken. Die meisten Getränke sind purinarm oder sogar purinfrei. Eine Ausnahme bildet das Genussmittel Bier. Bei Hyperurikämie und Gicht sind Mineralwasser, Light-Getränke, Schwarz-, Kräuter- und Früchtetee, Kaffee (maximal 4 Tassen täglich), Obst- und Gemüsesäfte sowie Leitungswasser sehr gut geeignet. Kaffee und Tee sind erlaubt, da die darin enthaltenen Purine (so genannte Methylpurine) nicht zu Harnsäure abgebaut werden können.

## Vorsicht Alkohol!

Alkohol liefert fast soviel Kalorien wie Fett und enthält rund sieben Kilokalorien pro Milliliter. Für übergewichtige Menschen sind alkoholische Getränke daher ungeeignet. Zudem führt Alkohol zu einer vermehrten Harnsäurebildung sowie einer Hemmung der Harnsäureausscheidung. Beim Genuss von Bier ist neben der Alkoholwirkung auch der hohe Puringehalt zu berücksichtigen. Alkoholfreies Bier und so genanntes Light-Bier enthalten ebenfalls relativ viele Purine und sind somit auch ungeeignet. Hochprozentige Alkoholika sind aufgrund ihrer Alkoholkonzentration, die die Ausscheidung hemmt, ungeeignet. Wein hingegen enthält keine Purine und kann in Ausnahmefällen vom Arzt erlaubt werden (ein Glas Weiß- oder Rotwein am Tag).

# 30 Tipps für das tägliche Leben

Die folgenden Tipps sollen Ihnen helfen, einige Dinge beim Essen und Trinken zu beachten und entsprechend Ihrer Erkrankung zu verändern. Sehr schnell wird Ihnen auffallen, dass die Diagnose erhöhter Harnsäurespiegel im Blut nicht bedeutet, dass Sie von nun an keinen Spaß mehr am Essen haben dürfen. Mit oft nur kleinen Dingen und Veränderungen bereichern Sie Ihren Speiseplan und gestalten ihn abwechslungsreich, so dass der Genuss garantiert ist. Unsere Tipps erleichtern die Auswahl und die Zusammenstellung Ihrer Mahlzeiten und zeigen Ihnen, worauf Sie achten sollten.

**1** Fasten, Heilfasten oder sogar Nulldiät können einen akuten Gichtanfall auslösen, da verstärkt Körpersubstanz abgebaut wird und damit reichlich Harnsäure anfällt. Wenn Sie abnehmen möchten oder sollen, raten wir Ihnen, die Vorgehensweise mit dem Arzt zu besprechen und täglich mindestens 1200 Kilokalorien aufzunehmen.

**2** Trinken Sie jeden Tag mindestens 2,5 Liter kalorienarme oder -freie Getränke (Mineralwasser, Light-Getränke, Tee, Kaffee oder verdünnte Säfte) und keinen Alkohol. Zu besonderen Anlässen können Sie nach Rücksprache mit dem Arzt ein Glas Wein oder Sekt trinken. Bier und Schnaps meiden!

**3** Trinken Sie besonders dann keinen Alkohol, wenn Sie einmal über die Stränge geschlagen und mehr Purine aufgenommen haben, als Sie eigentlich dürften. Sonst führt der Alkohol zu einer Hemmung der Harnsäureausscheidung und der nächste Gichtanfall ist vorprogrammiert. Alkoholfreies Bier ist genauso ungeeignet wie „normales“ Bier.

**4** Kaffee oder Tee und Kakao enthalten besondere Purine, die im Körper nicht zu Harnsäure abgebaut werden. Täglich bis zu vier Tassen Tee oder Kaffee sind nicht bedenklich.

**5** Vegetarier leiden vergleichsweise selten an Gicht, obwohl sie oft purinreiche Lebensmittel wie Nüsse, Sojaprodukte, Pilze und Hülsenfrüchte in größeren Mengen essen. Purine aus pflanzlichen Nahrungsmitteln scheinen weniger belastend für den Harnsäurespiegel zu sein als solche aus tierischen Lebensmittel.

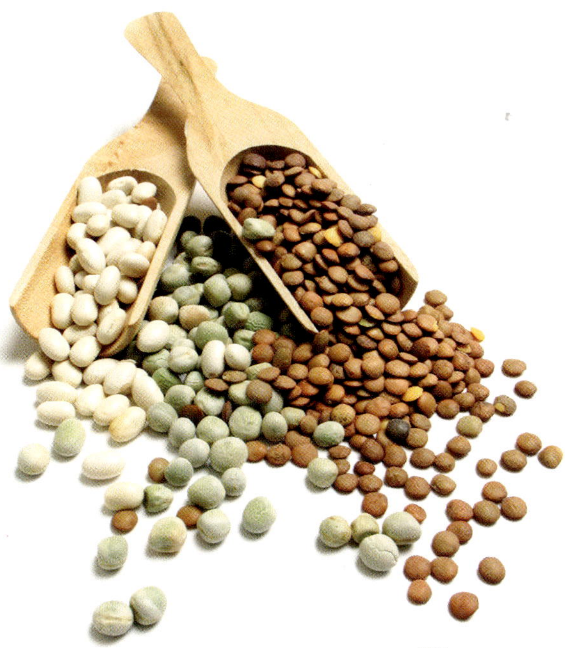

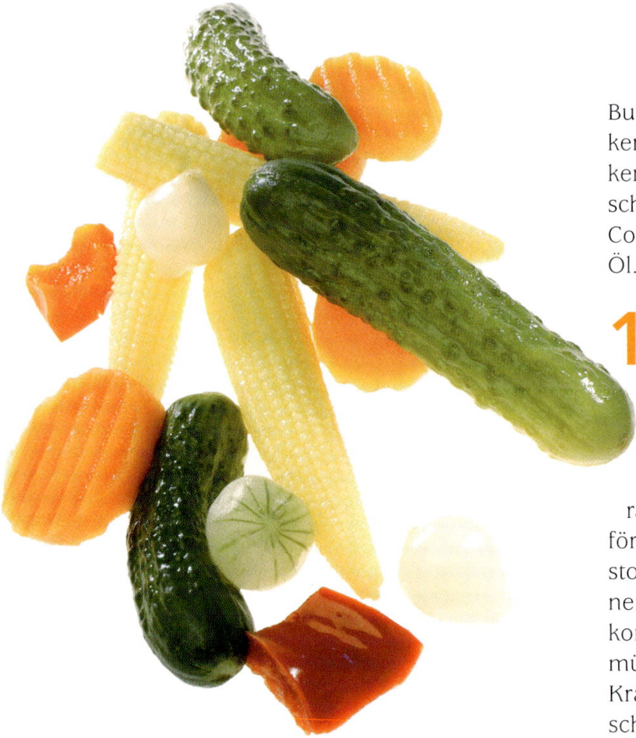

**6** Essen Sie Käse anstelle von Wurst, um die Purinbelastung möglichst gering zu halten. Wenn Sie mittags 100 g Fleisch, Fisch oder Geflügel gegessen haben, sollten Sie abends besser ein Käsebrot verzehren.

**7** Essen Sie täglich maximal 100 g Fleisch, Geflügel, Fisch, Wurst oder Schinken.

**8** Bitten Sie Ihren Metzger, Wurst und Fleisch besonders dünn aufzuschneiden. Bei Gulasch oder Geschnetzeltem können Sie durch die reichliche Verwendung von Gemüse und sehr fein geschnittenem Fleisch, Fisch oder Geflügel herrliche Variationen ohne zu viel Harnsäure zaubern.

**9** Eine purinfreie Alternative zu Wurst sind ein mit Kräutern bestreutes Butterbrot und Mixed Pickels, Senfgurken, Gewürzgurken, Dillgurken, Salzgurken, Maiskolben, eingelegte Paprikaschoten oder Peperoni, Silberzwiebeln, Cornichons oder italienische Antipasti in Öl.

**10** Probieren Sie öfter einmal Gemüse-, Kräuter- oder Tomatenmarkfrischkäse, Meerrettichquark oder Senf als purin- und kalorienarmen Brotbelag. Gemüse und Kräuter enthalten viele Vitamine, Mineralien, Ballaststoffe und gesundheitsfördernde sekundäre Pflanzeninhaltsstoffe, die sogar Krebs vorbeugen können. Sekundäre Pflanzeninhaltsstoffe kommen reichlich in dunklem, reifen Gemüse, insbesondere Paprika, Tomate, Kräutern und Broccoli vor. Wenn Sie schlank sind, können Sie auch Buttervariationen mit Kräutern, Knoblauch, Paprika oder Tomatenmark als Wurstersatz auf getoastetes, duftendes Vollkornbrot streichen.

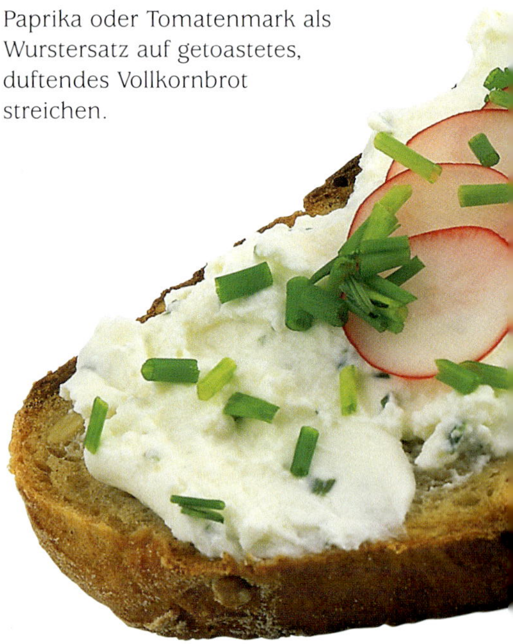

**11 Grundrezept purinarmer Brotaufstrich (eine Portion):**

- 2 EL Frischkäse oder Quark (fettarm)
- wenig fluoridiertes Jodsalz
- Pfeffer
- frische, fein gehackte Kräuter
- 1 Spritzer Zitronensaft
- Knoblauch

Als Geschmackszutaten: fein geraspeltes Gemüse (z. B. Möhren, Zucchini, Gurken), pürierte Hülsenfrüchte (z. B. gegarte Kichererbsen), klein geschnittene Oliven oder Peperoni, Tomatenmark, Senf oder Meerrettich.

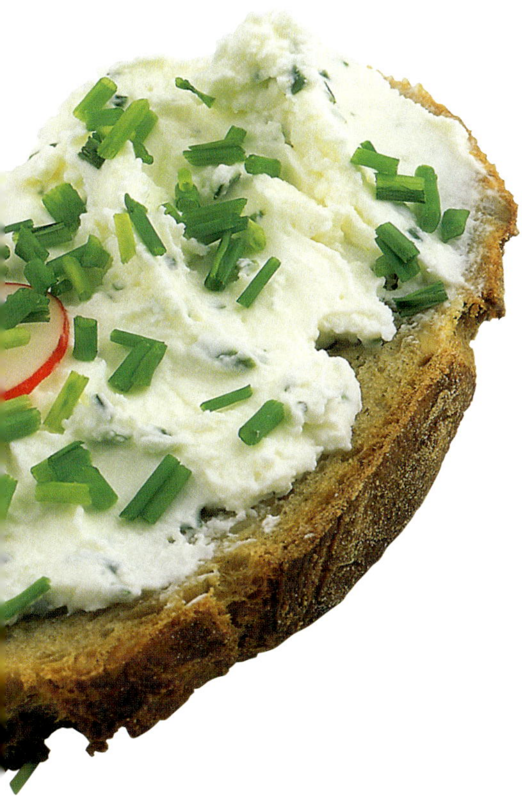

**12 Grundrezept Butteraufstrich (eine Portion):**

- 20 g Butter
- 1 TL Senf, Meerrettich oder Tomatenmark
- ein kleiner Spritzer Essig oder Zitronensaft
- nach Geschmack Knoblauch
- 1 EL Magerquark
- frische Kräuter
- wenig fluoridiertes Jodsalz
- Pfeffer und andere Gewürze nach Geschmack

Das Grundrezept hat nicht mehr Kalorien als eine Portion Kalbsleberwurst, enthält aber praktisch kein Purin. Es passt bestens auf ein Vollkornbrötchen oder bildet den Grundbelag für zwei Scheiben Brot, die mit Tomatenscheiben, Eisbergsalat oder Rettich zum Vitalbrot verfeinert werden. Hervorragend eignet sich der Butteraufstrich zu gegrilltem Gemüse oder zur Folienkartoffel.

**13** Verwenden Sie rein vegetarische Gemüsebrühe anstatt Fleischbrühe. Im Gegensatz zu Fleischbrühe, Fleischextrakt, Brühwürfel- oder Bouillonwürfel enthält Gemüsebrühe fast keine Purine.

**14** Purinfrei oder nahezu purinfrei sind Milch, Milchprodukte, Wasser, Öl, Butter, Margarine, Kartoffeln, viele Gemüsesorten, Obst, Eier, Zucker und Honig.

**15** Verzichten Sie völlig auf Innereien, Fleischextrakt, Bierhefe (Tabletten oder Granulat) als Nahrungsergänzung, Ölsardinen, Muscheln, Anchovis und Sojabohnen.

**16** Die Grillzeit ist für Gichtkranke gefährlich. Hemmungsloser Fleischgenuss und Alkoholkonsum treffen hier aufeinander. In Olivenöl, Kräutern, Knoblauch und Gewürzen mariniertes Gemüse, panierte Fetawürfel und einer Folienkartoffel mit Kräuterquark oder Tsatsiki finden Sie leckere Alternativen zu Fleisch und Würstchen. Sie verschonen Sie vor einem schmerzhaften Gichtanfall nach der Grillparty.

**17** Nutzen Sie den Römertopf, den Mikrowellenherd, den Folienschlauch, die Alufolie, die beschichtete Pfanne oder den Grill zur fettarmen, aromatischen und gesunden Zubereitung.

**18** Erweitern Sie das Gouda-, Edamer-, Emmentaler- und Brie-Allerlei mit: Gorgonzola, Münsterkäse, Roquefort, Limburger, Harzerkäse, Chester (Cheddar), Romadur, Esrom, Feta, Mozzarella, Kochkäse oder Tilsiter.

Käsesorten mit einem Fettgehalt von 45 % Fett in der Trockenmasse (Fett i. Tr.) oder weniger sind für Übergewichtige geeignet. Als Faustregel gilt: Den Fettgehalt in der Trockenmasse durch zwei geteilt, ergibt den tatsächlichen Fettgehalt des Käses.

**19** Viele Menschen, insbesondere ältere reagieren auf den Genuss von Milch und Milchprodukten mit Blähungen, Übelkeit, Völlegefühl oder Durchfall. Grund für diese Beschwerden ist, dass Milchzucker nicht oder schlecht verdaut wird. Gut verträgliche und milchzuckerarme Milchprodukte sind reifer Käse, Joghurt, probiotische Milchprodukte, Kefir oder Dickmilch.

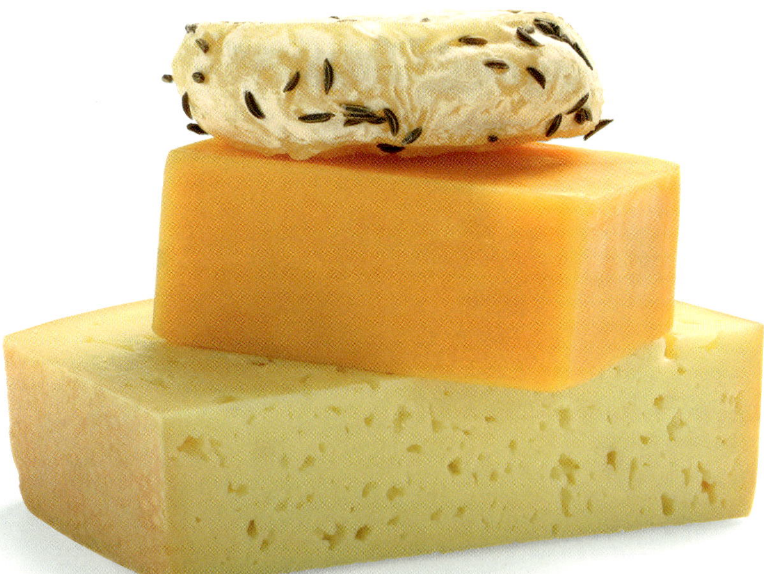

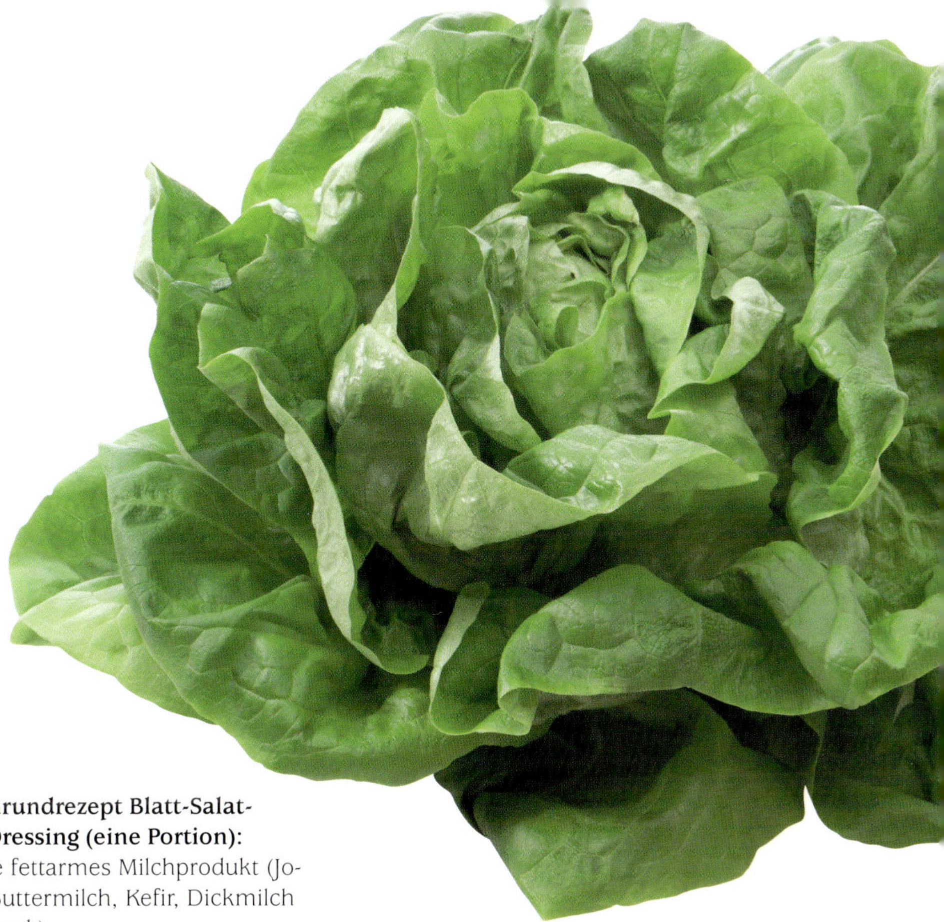

## 20 Grundrezept Blatt-Salat-Dressing (eine Portion):

- 1/2 Tasse fettarmes Milchprodukt (Joghurt, Buttermilch, Kefir, Dickmilch oder Quark)
- 1 EL Essig (Branntwein-, Rotwein- oder Weißweinessig)
- Süßstoff oder Zucker (nach geschmacklicher Vorliebe)
- Schnittlauchröllchen, frische oder tiefgefrorene Kräuter, Knoblauch
- 1 Frühlingszwiebel oder 1/2 kleine Zwiebel
- fluoridiertes Jodsalz
- Pfeffer aus der Mühle
- eventuell Wasser zum Glattrühren

Für Blattsalate wie Eisberg-, Chinakohl-, Endivien- oder Feldsalate können Sie zusätzlich noch frische Orangen- oder Grapefruitfilets unter das Dressing geben. Besonders aromatisch schmecken dazu auch angeröstete Sonnenblumen-, Kürbis- oder Pinienkerne (1 TL pro Portion), die ohne Öl trocken in einer Pfanne zubereitet werden.

**21** Pfifferlinge gehören zu den purinarmen Lebensmitteln und enthalten im Gegensatz zu anderen Pilzen wenig Harnsäure. Sie eignen sich daher sehr gut als Fleischersatz. Bereiten Sie aus den Pilzen ein leckeres Pilzragout mit Zwiebeln zu und servieren Sie es zusammen mit Semmelknödeln und einem großen Salatteller.

**22** Probieren Sie den Hackbraten einmal anders. Verwenden Sie statt reichlich Gehacktem mehr fein geraffeltes Gemüse (z. B. Möhren), gegarte Getreidekörner, Reis, Getreideflocken, Kartoffelschnee und Magerquark zum Binden. Pro Portion rechnen Sie 80 bis 100 g Gehacktes und 100 g weitere Zutaten. Etwas geriebener Parmesan, Meerrettich, Senf, Knoblauch oder Tomatenmark bringen ein ungeahntes Geschmackserlebnis, ohne den Harnsäurespiegel über Gebühr zu belasten.

**23** Nur in ganz seltenen Fällen müssen Menschen, die unter Gicht oder Hyperurikämie leiden, eine streng purinarme (300 mg Harnsäure täglich) Diät einhalten. Die meisten Betroffenen erreichen über eine harnsäurereduzierte Mischkost mit 500–600 mg Harnsäure täglich gute Blutwerte.

**24** **Grundrezept Salatdressing (eine Portion):**

- 1 EL Öl (Walnuss-, Traubenkern- oder Olivenöl)
- 1 EL Essig (Himbeer-, Sherry- oder Champagneressig)
- fluoridiertes Jodsalz
- ein Spritzer Zitronensaft
- Süßstoff oder Zucker (nach geschmacklicher Vorliebe)
- frisch gemahlener bunter Pfeffer
- 1/2 kleine Zwiebel (Schalotte, Frühlingszwiebel, „normale“ Zwiebel)
- 1/2 Knoblauchzehe (wenn Sie mögen)
- frische oder tiefgekühlte Kräuter
- etwas Wasser

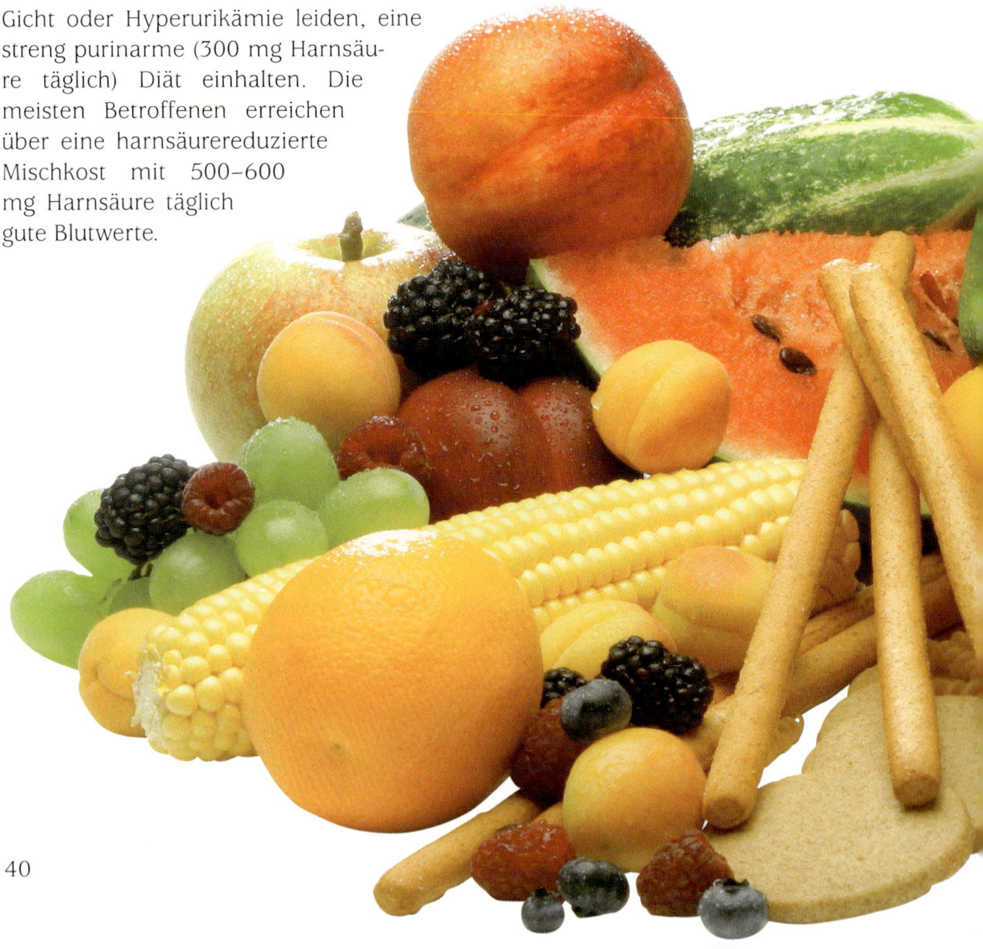

Zur Abwandlung können Sie Dijon-Senf, frisch geriebenen Meerrettich, Tomatenmark und fein geschnittene Paprikawürfel oder gewürfelte schwarze Oliven und Peperoni verwenden.

**25** Geschmacksintensive und verdauungsförderliche frische Kräuter, Gewürze, Frühlingszwiebeln oder Knoblauch können das Kochsalz im Essen weitgehend überflüssig machen. Verwenden Sie wenig fluoridiertes Jodsalz und beugen Sie damit jodmangelbedingten Schilddrüsenerkrankungen, Karies und sogar Osteoporose vor. Verstärken Sie das Aroma Ihrer Speisen durch Toasten, Grillen, Anrösten und Frittieren (wenn Sie nicht übergewichtig sind). Frische, saisongerechte Lebensmittel schmecken intensiver als konservierte Lebensmittel.

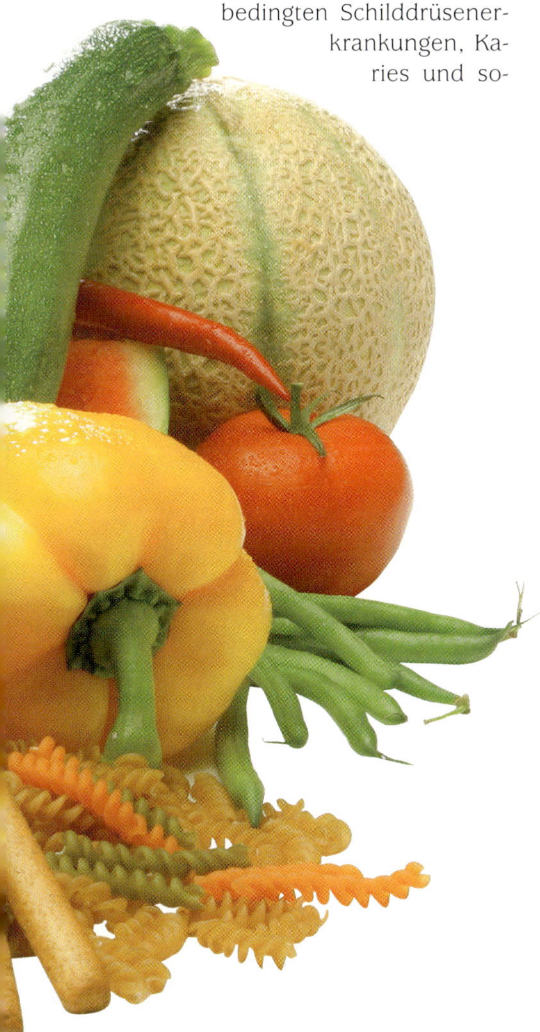

**26** Bei Lust auf Süßigkeiten sollten Übergewichtige gebackenen Käsekuchen mit Obst, Hefekuchen mit Quarkbelag, selbst zubereiteten Pudding mit 1,5%iger Milch und Süßstoff oder einen Bratapfel mit Trockenobst genießen.

**27** Wenn Sie abnehmen möchten oder sollen, eignet sich zum Süßen von Obstsalaten, Desserts, Salatsaucen und Getränken kalorienfreier Süßstoff. Süßstoffe sind gesundheitlich unbedenklich. Zuckeraustauschstoffe, insbesondere Fruchtzucker, Sorbit und Xylit sind im Gegensatz zu Süßstoffen ungeeignet bei Gicht.

**28** Essen Sie zum Mittagessen öfter einmal vegetarisch oder probieren Sie ein Eiergericht: eine Gemüseplatte aus Spinat mit Knoblauch und wenig saurer Sahne, junge, glasierte Möhren mit Dill, Grilltomate mit Mozzarellawürfeln, gegrillte Pfifferlinge, Kohlrabi mit Kresse oder Senfeier. Als Beilage passen ein mit Olivenöl bestrichenes und mit Knoblauchwürfeln bestreutes gegrilltes Vollkornbrot, Tomatenreis oder Vollkornnudeln dazu.

**29** Das optimale Frühstück für Gichtkranke ist ein Brötchen mit Quark und Marmelade oder ein mit wenig Butter bestrichenes Brot mit Honig, Zuckerrübensirup oder Birnendicksaft. Ein mit Ei belegtes Brot stellt die purinarme Alternative zur Wurstsemmel dar und schmeckt noch pikanter mit scharfem Senf. Wenn Ihr Cholesterinspiegel im Normalbereich liegt, können Sie jeden zweiten Tag ohne Bedenken 1–2 Eier statt Wurst genießen.

**30** Vollkornbrot ist einfach gesünder als Misch- oder Weißbrot und somit ideal für jeden! Es ist in vielen Variationen erhältlich, angefangen beim grobkörnigen Roggenvollkornbrot bis zum fein vermahlenen Sonnenblumenbrot. Die im Vollkornbrot enthaltenen Ballaststoffe senken den Cholesterinspiegel, fördern die Verdauung, beugen Darmkrebs und Gallensteinen vor. Außerdem sättigen sie und sorgen für einen milden Blutzuckeranstieg. Getoastet schmeckt es noch einmal so gut.

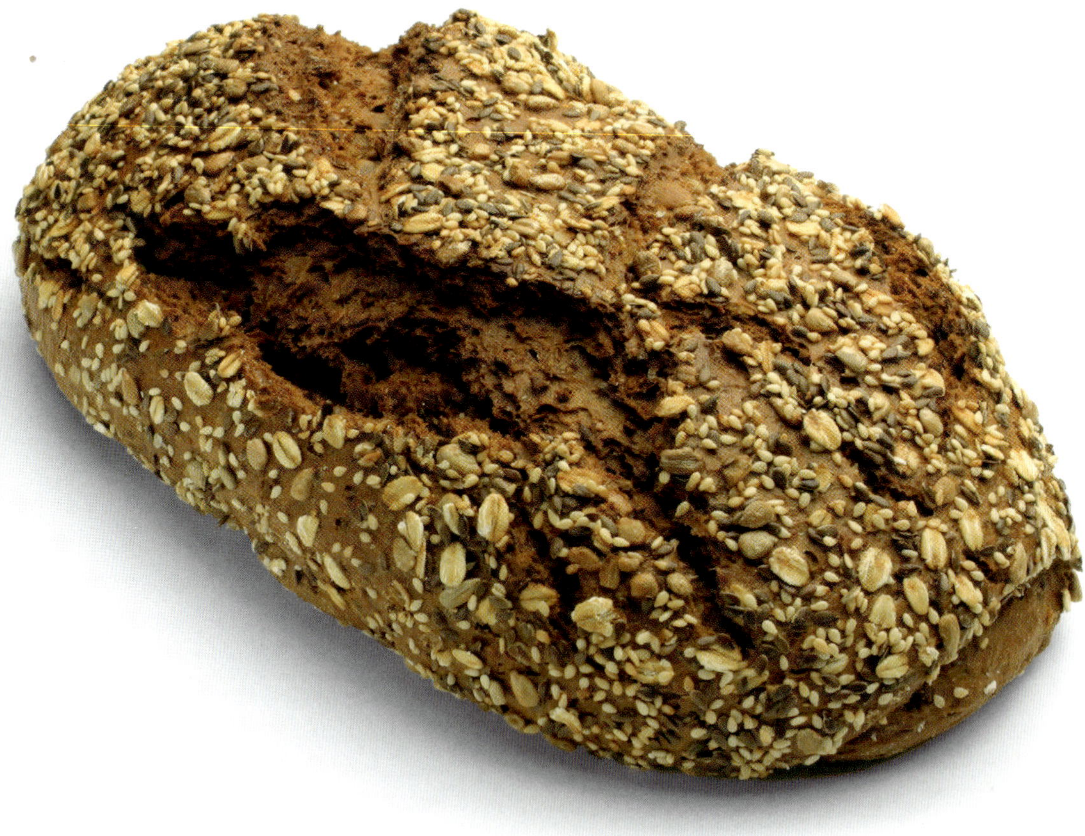

# Musterpläne

## Plan mit 300 mg Harnsäure

| Frühstück |
|---|
| 1 Brötchen (50 g) |
| 2 TL Butter oder Diätmargarine (10 g) |
| 2 TL Konfitüre (25 g) |
| 1 Glas Fruchtsaft (150 ml) |
| 2 Tassen Kaffee mit Kondensmilch, 4 % Fett, evtl. Süßstoff o. Zucker |
| **Zwischendurch** |
| 1 Apfel mit Schale (130 g) |
| 1 Glas Mineralwasser mit einem Spritzer Zitronensaft, evtl. Süßstoff |
| **Mittagessen** |
| Gemüselasagne (Rezept Seite 76) |
| 1–2 Glas Mineralwasser mit einem Spritzer Orangensaft, evtl. Süßstoff |
| **Zwischendurch** |
| Aprikosen-Brombeer-Speise (Rezept Seite 117) |
| 2 Tassen Tee oder Kaffee mit Kondensmilch, 4 % Fett, evtl. Süßstoff oder Zucker bzw. Zitronensaft |
| **Abendessen** |
| 1 Scheibe Graubrot oder Leinsamenbrot (50 g) |
| 2 TL Butter oder Diätmargarine (10 g) |
| 1 Scheibe Schnittkäse (30 bis 40 % F. i. Tr.) (30 g) |
| **Tomatensalat:** 3 Tomaten (180 g), 1 TL Olivenöl (5 g), 1/2 Zwiebel (30 g), Balsamicoessig, Knoblauch, grob gemahlenen Pfeffer, fluoridiertes Jodsalz, Basilikum, Thymian und Petersilie, evtl. Süßstoff oder Zucker |
| 1 Glas Fruchtsaft (150 ml) |
| 2 Tassen Tee mit Kondensmilch, 4 % Fett, evtl. Süßstoff oder Zucker, bzw. Zitronensaft |
| **Zwischendurch** |
| 1 Birne mit Schale (130 g) |
| 1–2 Glas Mineralwasser mit einem Spritzer Orangensaft, evtl. etwas Süßstoff |

### *Hinweise*

**Der Beispielplan enthält:**

1545 Kilokalorien/
6458 Kilojoule
53 g Eiweiß
50 g Fett
201 g Kohlenhydrate
299 mg Harnsäure
32 g Ballaststoffe

Dieser Beispielplan eignet sich bei streng purinarmer Kost und Übergewicht. Er dient Ihnen als Richtschnur zur Ernährung während oder kurz nach einem Gichtanfall. In der Regel dürfen von Gicht und Hyperurikämie betroffene Menschen aber mehr als 300 mg Harnsäure täglich aufnehmen.

Bitte beachten Sie, dass der Bedarf an Eisen, Zink und einigen B-Vitaminen mit diesem Beispielplan nicht zu decken ist. Die entsprechende Einnahme eines Multivitamin- und Mineralstoffpräparats ist deshalb erforderlich, um Mangelerscheinungen vorzubeugen.

## Plan mit 500–600 mg Harnsäure

**Frühstück**

- 1 Vollkornbrötchen (60 g)
- 2 TL Butter oder Diätmargarine (10 g)
- 1 EL Frischkäse (30 g)
- 2 Teelöffel Konfitüre (25 g)
- 2 kleine Kiwi (120 g)

**Zwischendurch**

- Mango-Vanille-Drink (Rezept Seite 123)
- 1–2 Gläser Mineralwasser mit einem Spritzer Apfelsaft, evtl. Süßstoff

**Mittagessen**

- Lachs im Spinat (Rezept Seite 82)
- 1–2 Gläser Mineralwasser mit einem Spritzer Orangensaft, evtl. etwas Süßstoff

**Zwischendurch**

- 1 Stück Käsekuchen (Rezept Seite 121)
- 1 Glas Fruchtsaft (150 ml)
- 2 Tassen Tee mit Kondensmilch, 4 % Fett, evtl. Süßstoff oder Zucker bzw. Zitronensaft

**Abendessen**

- 2 Scheiben Mischbrot oder Sesambrot (100 g)
- 3 TL Butter oder Diätmargarine (15 g)
- 1 Scheibe Schnittkäse (30 bis 40 % F. i. Tr.) (30 g)
- 1 Stückchen Brie (45 bis 50 % F. i. Tr.) (30 g)
- **Zucchini-Paprika-Salat:** 1/2 rote Paprika (80 g), 1/2 kleine Zucchini (100 g), 1/2 kleine Zwiebel (30 g), 2 TL Olivenöl (10 g), Balsamicoessig, fluoridiertes Jodsalz, grob gemahlener bunter Pfeffer, Schnittlauch, Petersilie und Dill, evtl. Süßstoff oder Zucker
- 1 Glas Fruchtsaft (150 ml)
- 2 Tassen Tee mit Kondensmilch, 4 % Fett, evtl. Süßstoff oder Zucker, bzw. Zitronensaft

**Zwischendurch**

- 1 Birne mit Schale (130 g)
- 1–2 Gläser Mineralwasser mit einem Spritzer Orangensaft, evtl. etwas Süßstoff

### *Hinweise*

**Der Beispielplan enthält:**

2077 Kilokalorien/
8682 Kilojoule
86 g Eiweiß
81 g Fett
221 g Kohlenhydrate
560 mg Harnsäure
34 g Ballaststoffe

Dieser Beispielplan eignet sich für die purinarme Kost bei normalem Körpergewicht. Für Übergewichtige lässt sich der Energiegehalt um rund 200 Kilokalorien reduzieren: Anstelle von Butter oder Diätmargarine wird auf entsprechende Halbfettprodukte zurückgegriffen. Eine Reduktion auf einen Tagesenergiegehalt von rund 1500–1600 Kilokalorien erreichen Sie, wenn Sie Mineralwasser oder Light-Limonade statt Fruchtsaft trinken.

Der Beispielplan deckt den Bedarf an allen Nähr- und Wirkstoffen, mit Ausnahme von Zink. Dauerhaft sollte dieser Mineralstoff in Form von Tabletten zugeführt werden, um Mangelerscheinungen vorzubeugen. Die meisten von Gicht und Hyperurikämie betroffenen Menschen vertragen täglich 500–600 mg Harnsäure, wenn diese vorwiegend aus pflanzlichen Lebensmitteln stammt.

# FRÜHSTÜCKS-TRÄUME

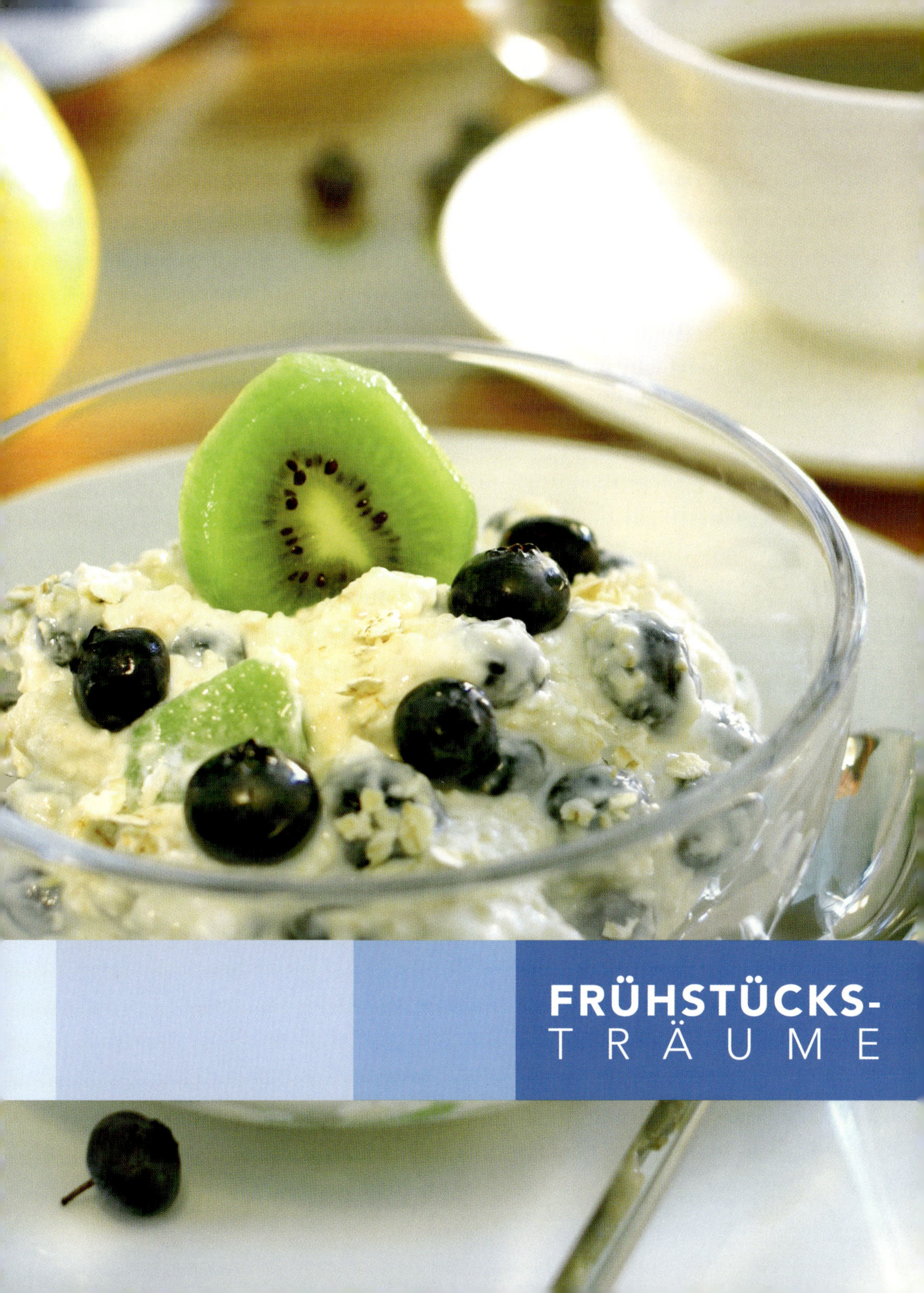

**„Frühstücke wie ein Kaiser …" – Dieser Satz gilt auch bei Hyperurikämie und Gicht. Damit Sie einen guten Start in den Tag haben, ist es wichtig, ein vollwertiges, harnsäurearmes und genussvolles Frühstück zu sich zu nehmen. Wenn Sie ein pikantes Frühstück bevorzugen, sollten Sie Käse, Milchprodukte oder Eiergerichte anstatt harnsäurereichen Wurstbelag bevorzugen. Denken Sie zudem daran, dass Sie ausreichend zum Frühstück trinken. Sie geben dem Körper so die Möglichkeit, die Harnsäure über die Nieren auszuscheiden. Kaffee oder Tee sind bestens geeignet. Allerdings sollten Sie nicht mehr als vier Tassen Kaffee am Tag trinken. Unsere Frühstücks-Rezepte sind rasch zubereitet und machen Sie fit für einen schönen Tag.**

# Purinarmes Luxusfrühstück

| Zutaten für 2 Portionen | g |
|---|---|
| 2 Scheiben Bergkäse 45 % F. i. Tr. | 60 |
| 2 Scheiben Weizenvollkornbrot | 120 |
| 2 TL Butter oder Diätmargarine | 10 |
| Weintrauben | 200 |
| 2 Sträußchen Petersilie | |
| 2 Äpfel | 260 |
| 2 Becher Naturjoghurt, 1,5 % Fett | 300 |
| 2 EL Zitronensaft | 40 ml |
| Süßstoff oder Ahornsirup nach Belieben | |
| 2 gehäufte EL Cornflakes | 30 |
| 2 kleine Gläser Vollmilch, 3,5 % Fett | 300 ml |
| **Zubereitungszeit: 10 min.** | |

## Zubereitung

Die Bergkäsescheiben längs durchschneiden und auf den getoasteten, leicht gebutterten Vollkornbroten in Röllchen anrichten.

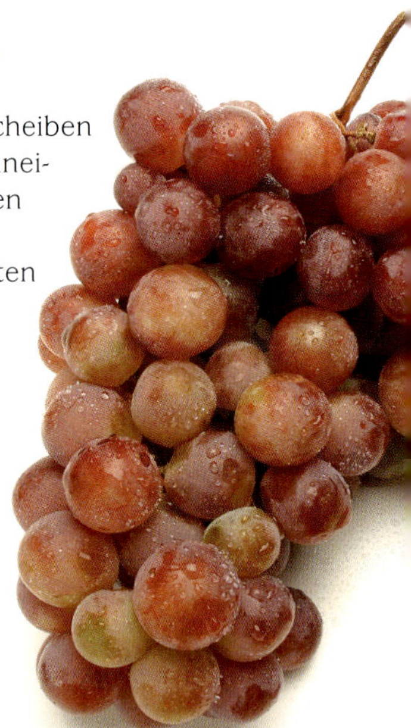

Das Brot mit den Weintrauben und der gewaschenen und fein gehackten Petersilie garnieren.

Die Äpfel waschen und in Spalten schneiden. Den Großteil der Apfelspalten mit dem Joghurt, dem Zitronensaft und dem Süßungsmittel mischen. Die Cornflakes dazugeben und alles mit den restlichen Apfelspalten garnieren.

Pro Person ein Glas gekühlte Vollmilch zum Frühstück servieren.

**Eine Portion enthält:**

666 Kilokalorien/2784 Kilojoule
25 g Eiweiß
22 g Fett
81 g Kohlenhydrate
119 mg Harnsäure
11 g Ballaststoffe

# Kiwi-Orangen-Müsli

| Zutaten für zwei Portionen | g |
|---|---|
| 2 Becher Naturjoghurt, 1,5 % Fett | 300 |
| 4 EL Vollkornhaferflocken | 40 |
| 1/2 Vanilleschote | |
| 2 Kiwis | 120 |
| 2 Orangen | 300 |
| flüssiger Süßstoff nach Belieben | |
| **Zubereitungszeit: 15 Minuten** | |

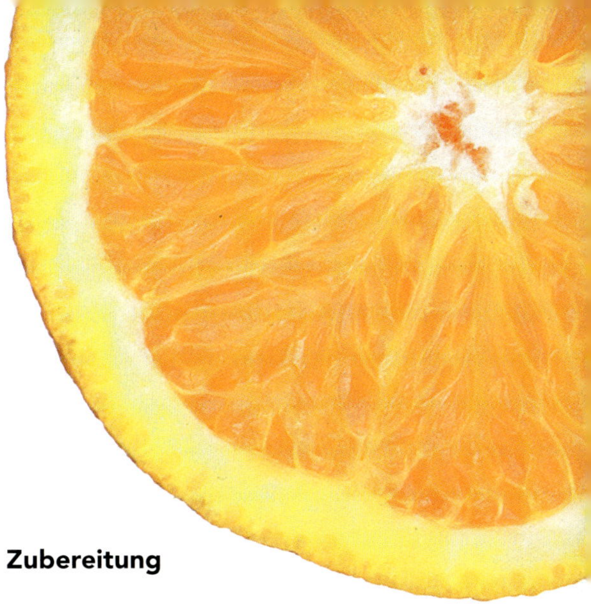

**Zubereitung**

Den Naturjoghurt mit den Haferflocken und dem ausgekratzten Vanillemark verrühren und kurz quellen lassen.
Das Obst schälen und in kleine Stücke schneiden. Den Joghurt nach Belieben mit flüssigem Süßstoff süßen und die Obststücke vorsichtig unterheben.

**Eine Portion enthält:**

236 Kilokalorien/986 Kilojoule
9 g Eiweiß
4 g Fett
35 g Kohlenhydrate
79 mg Harnsäure
5 g Ballaststoffe

*Tipps & Hinweise*

Das Kiwi-Orangen-Müsli gleich verzehren, denn Enzyme aus der Kiwi bilden in Verbindung mit Milchprodukten Bitterstoffe.

# Birnen-Zimt-Müsli

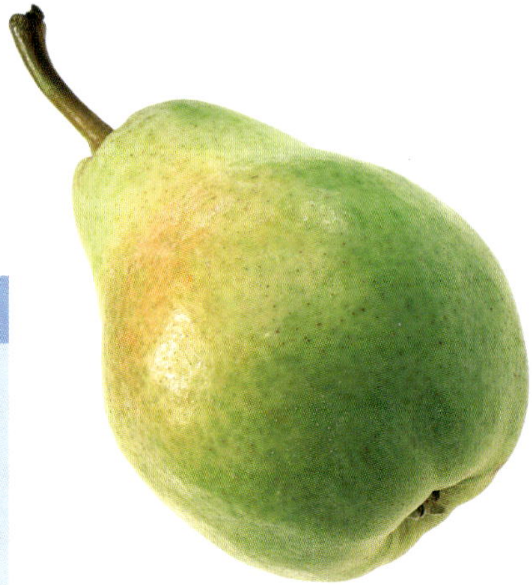

| Zutaten für zwei Portionen | g |
|---|---|
| 2 Birnen | 240 |
| 1/2 kleine Zitrone | |
| 2 Becher Dickmilch oder Kefir, 1,5 % Fett | 300 |
| 2 EL Rosinen | 20 |
| Süßstoff nach Belieben | |
| Zimt | |
| 1 EL Kürbiskerne | 20 |
| **Zubereitungszeit: 15 Minuten** | |

| Eine Portion enthält: |
|---|
| 271 Kilokalorien/1132 Kilojoule |
| 12 g Eiweiß |
| 10 g Fett |
| 29 g Kohlenhydrate |
| 56 mg Harnsäure |
| 5 g Ballaststoffe |

### Zubereitung

Die Birnen waschen, halbieren, das Kerngehäuse entfernen und die Früchte in kleine Stücke schneiden. Die Zitrone auspressen und die Birnenstücke mit dem Saft beträufeln.

Die Dickmilch mit den Rosinen vermischen und mit Süßstoff sowie Zimt abschmecken. Die Obststücke vorsichtig unterrühren. Das Müsli mit den Kürbiskernen garnieren.

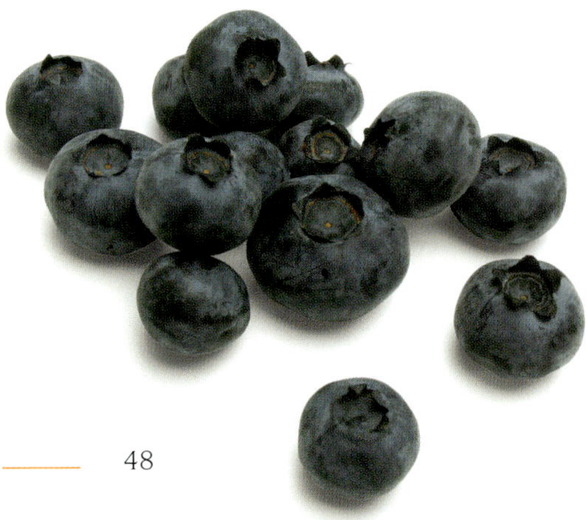

# Vollfrucht Müsli

| Zutaten für zwei Portionen | g |
|---|---|
| 2 Kiwis | 120 |
| 1/2 Galia-Melone | 200 |
| 2 gehäufte EL tiefgefrorene Heidelbeeren | 60 |
| 4 EL Haferflocken | 40 |
| 2 Becher Naturjoghurt, 1,5 % Fett | 300 |
| Süßstoff oder Zucker nach Belieben | |
| 1 Glas Grapefruitsaft | 200 ml |
| **Zubereitungszeit: 10 Minuten** | |

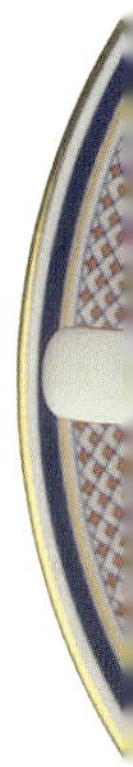

## Zubereitung

Die Kiwis schälen und würfeln, aus der Melone kleine Kugeln ausstechen oder ebenfalls Würfel schneiden.

Kiwi und Melone mit den Heidelbeeren, den Haferflocken und dem Joghurt vermischen. Das Müsli mit dem Süßungsmittel abschmecken und den Grapefruitsaft unterrühren.

**Eine Portion enthält:**

285 Kilokalorien/1191 Kilojoule
10 g Eiweiß
4 g Fett
46 g Kohlenhydrate
119 mg Harnsäure
6 g Ballaststoffe

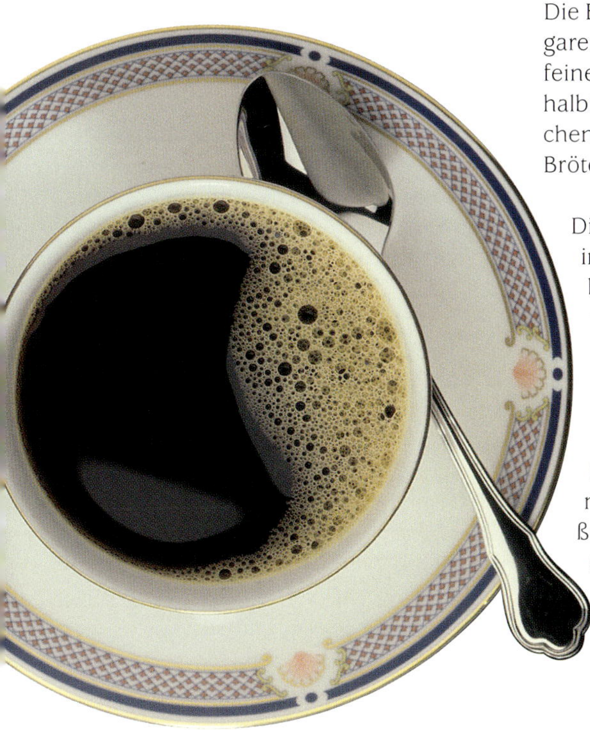

# Sonntagsfrühstück

| Zutaten für zwei Portionen | g |
|---|---|
| 2 Eier | |
| 1 kleinen Bund Schnittlauch | |
| 2 Sonntagsbrötchen (Rezept Seite 50) | |
| 2 TL Butter | 10 |
| 4 Scheiben Vollkorntoastbrot | 80 |
| 2 Ecken Camembert, 30 % Fett i. Tr. | 60 |
| 4 TL Preiselbeerkonfitüre | 60 |
| 4 Orangen | 600 |
| Kaffee oder Tee | |
| **Zubereitungszeit: 20 Minuten** | |

## Zubereitung

Die Eier in kochendem Wasser 5 Minuten garen. Den Schnittlauch waschen und in feine Röllchen schneiden. Die Brötchen halbieren und mit der Butter bestreichen. Die Schnittlauchröllchen auf den Brötchenhälften verteilen.

Die Toastbrote goldgelb rösten, mit den in Scheiben geschnittenen Camembert belegen und die Preiselbeerkonfitüre auf den Broten verteilen.

Die Orangen auspressen und den Saft in Gläser füllen.

Brötchen und Toastbrote zusammen mit dem weich gekochten Ei genießen. Dazu den frischen Orangensaft sowie nach Belieben Kaffee oder Tee trinken.

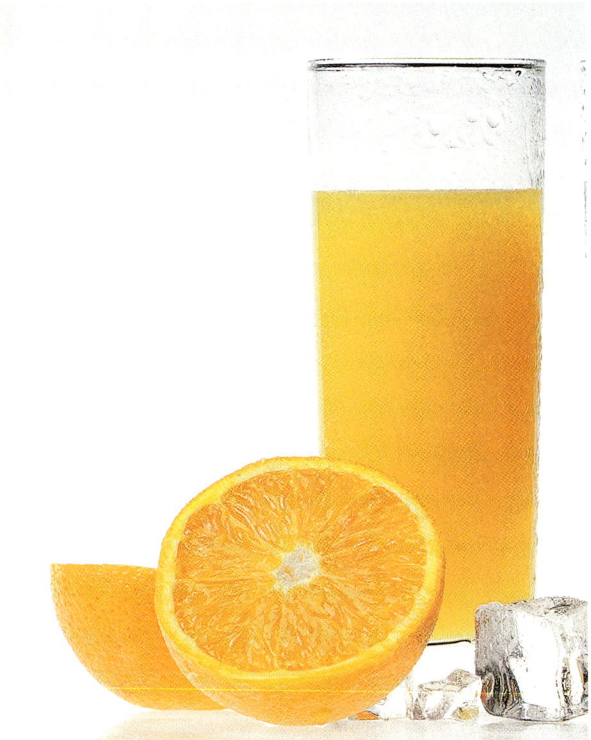

# Sonntagsbrötchen

| Zutaten für 10 Stück | g |
|---|---|
| 1/2 Glas Milch, 1,5 % Fett | 70 ml |
| 1 gehäufter EL Butter | 25 |
| Weizenvollkornmehl | 250 |
| 1/2 TL fluoridiertes Jodsalz | |
| 1/2 Pck. Trockenhefe | |
| 1 Ei | |
| 1/4 TL Zucker | |
| 2 EL Kürbiskerne | |

**Zubereitungszeit: 20 Minuten**
**Gehzeit: 60 Minuten**
**Backzeit: 30 Minuten**

*Tipps & Hinweise*

Frische Säfte immer erst kurz vor dem Verzehr auspressen, damit viele Vitamine erhalten bleiben.

**Eine Portion enthält:**

718 Kilokalorien/3001 Kilojoule
26 g Eiweiß
26 g Fett
83 g Kohlenhydrate
171 mg Harnsäure
12 g Ballaststoffe

## Zubereitung

Die Milch und die Butter in einem kleinen Topf leicht erwärmen. Das Mehl zusammen mit dem Salz und der lauwarmen Milch in eine Schüssel geben. Die Trockenhefe, das Ei sowie den Zucker dazugeben und alles mit den Knethacken eines Rührgerätes zu einem sehr glatten Teig verarbeiten. Den Teig abgedeckt an einem warmen Ort circa 30 Minuten gehen lassen.

Wenn der Teig doppelt so groß geworden ist, die Hälfte der Kürbiskerne mit der Hand darunter kneten. Den Teig nochmals 30 Minuten gehen lassen. Den Backofen auf 200 °C (Gas Stufe 3–4, Umluft 180 °C) vorheizen.

Aus dem Teig 10 gleichgroße Brötchen formen und auf ein mit Backpapier ausgelegtes Backblech setzen. Die restlichen Kürbiskerne auf den Brötchen festdrücken. Die Brötchen auf der mittleren Schiene des Backofens 20–30 Minuten backen.

**Eine Portion enthält:**

140 Kilokalorien/585 Kilojoule
5 g Eiweiß
5 g Fett
16 g Kohlenhydrate
55 mg Harnsäure
3 g Ballaststoffe

## *Tipps & Hinweise*

Stellen Sie ein feuerfestes, mit heißem Wasser gefülltes Gefäß auf den Boden des Backofens – so gehen die Brötchen noch besser auf.

Die noch nicht gebackenen Brötchen lassen sich gut einfrieren. Sie können sie jederzeit einzeln auftauen und wie beschrieben fertig backen.

Variieren Sie das Rezept mit verschiedenen Körnern (z. B. Sesam, Mohn, Sonnenblumenkerne, Leinsamen) Ihrer Wahl und Ihres Geschmacks.

Sie können für die Hälfte der Mehlmenge auch Weizenmehl Typ 405 verwenden und den Anteil an Vollkornmehl langsam steigern. Damit erhöhen Sie dann Schritt für Schritt die Ballaststoffmenge.

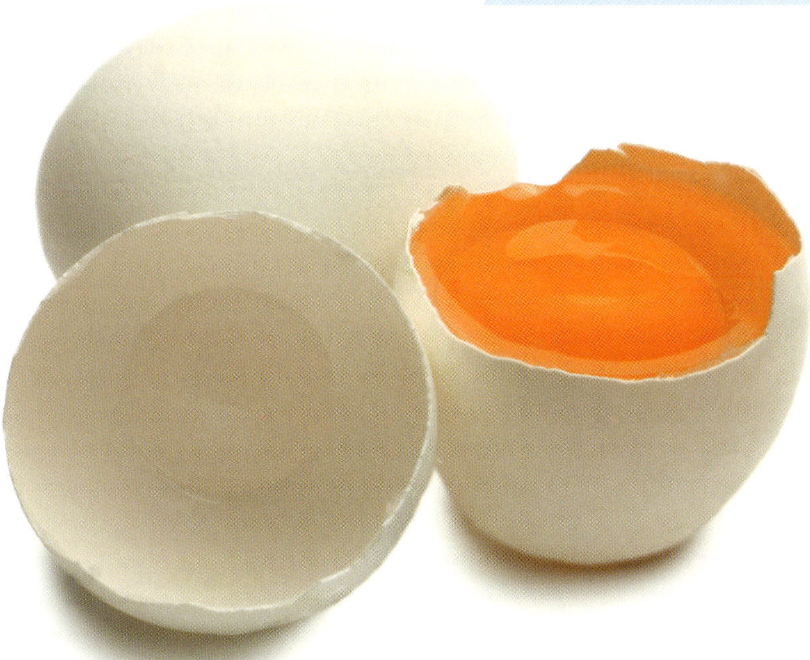

# Johannisbeer-brötchen

| Zutaten für zwei Portionen | g |
|---|---|
| 2 Sonnenblumenkernbrötchen | |
| 4 EL Magerquark | 80 |
| 2 EL Frischkäse, fettreduziert | 40 |
| 1/2 Vanilleschote | |
| rote Johannisbeeren, frisch oder tiefgekühlt | 200 |
| Süßstoff | |
| **Zubereitungszeit: 20 Minuten** | |

## Zubereitung

Den Quark und den Frischkäse mit einem Schneebesen zu einer cremigen Masse verrühren. Falls nötig, etwas kohlensäurehaltiges Mineralwasser hinzufügen. Die Vanilleschote auskratzen und das Mark unter die Quark-Käse-Masse rühren.

Die Johannisbeeren waschen und verlesen. Tiefkühlware auftauen lassen. Einige Beeren beiseite legen und den Rest mit einer Gabel zerdrücken oder mit einem Pürierstab zerkleinern. Das Johannisbeermus unter die Quark-Käse-Masse rühren. Falls nötig, mit flüssigem Süßstoff abschmecken.

Die Brötchen halbieren und die Johannisbeermasse auf den Hälften verteilen. Die belegten Brötchen mit den übrigen Johannisbeeren verzieren.

**Eine Portion enthält:**

350 Kilokalorien/1463 Kilojoule
20 g Eiweiß
5 g Fett
48 g Kohlenhydrate
98 mg Harnsäure
8 g Ballaststoffe

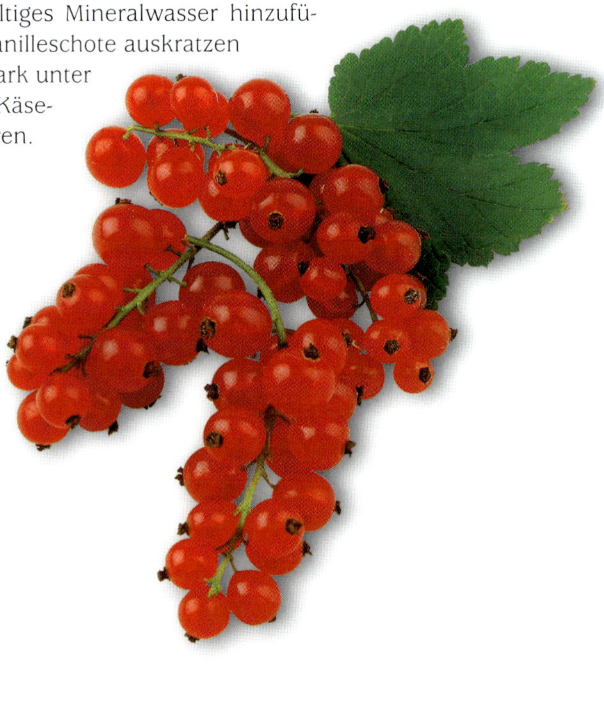

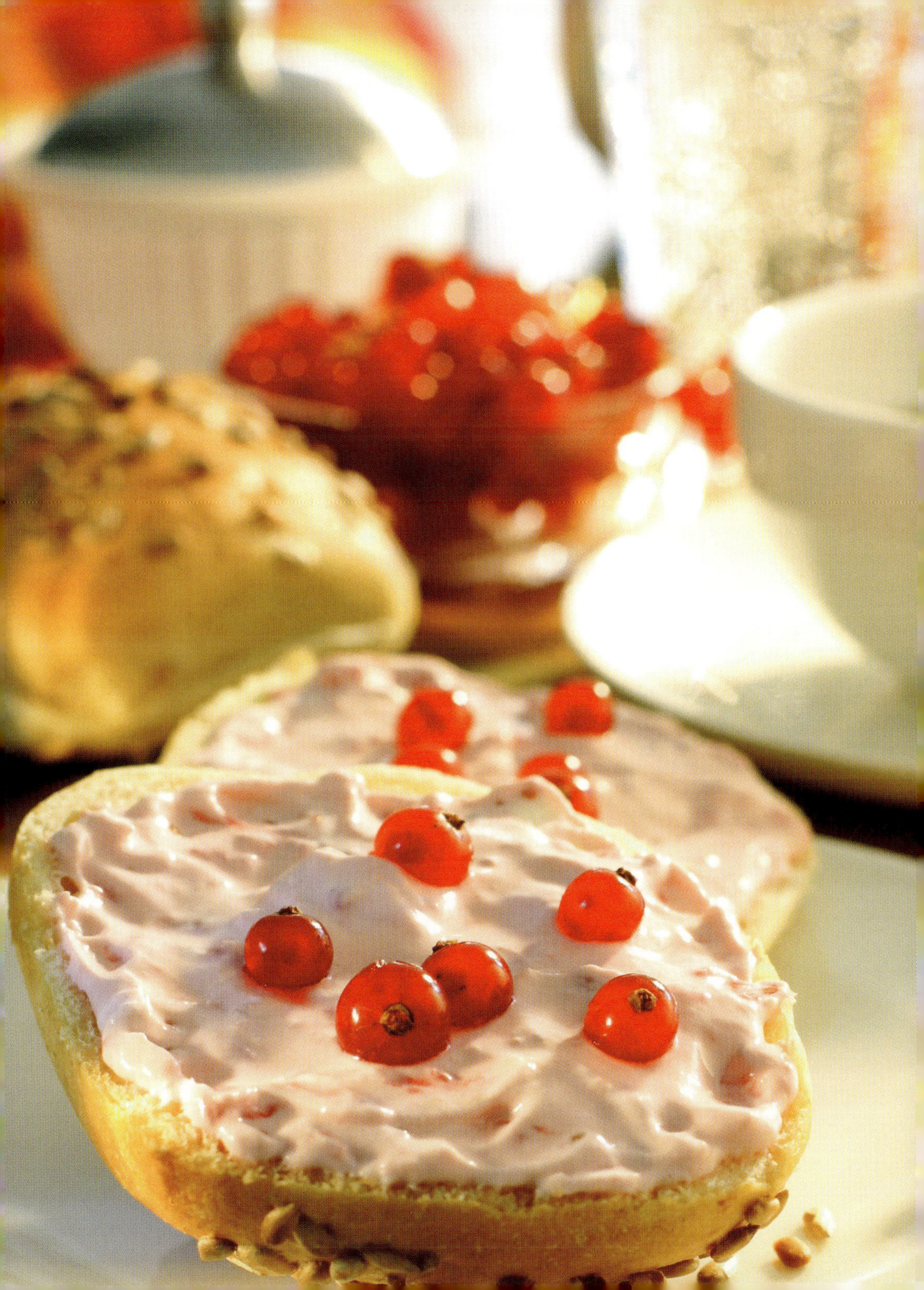

# Käse-Trauben-Brot

| Zutaten für zwei Portionen | g |
|---|---|
| 2 Scheiben Weizenvollkornbrot | 120 |
| 2 TL Butter oder Diätmargarine | 10 |
| 2 Zweige Petersilie | |
| 2 Scheiben Schnittkäse, 30 % Fett i. Tr. | 60 |
| Weintrauben | 150 |
| **Zubereitungszeit: 10 Minuten** | |

### Zubereitung

Die Brotscheiben mit der Butter oder Diätmargarine bestreichen. Die fein gehackte Petersilie auf den Broten verteilen und diese anschließend mit dem Käse belegen. Die Trauben waschen, halbieren und auf die Käsebrote legen.

**Eine Portion enthält:**

309 Kilokalorien/1292 Kilojoule
13 g Eiweiß
10 g Fett
37 g Kohlenhydrate
79 mg Harnsäure
6 g Ballaststoffe

*Tipps & Hinweise*

Der Geschmack des Vollkornbrots wird durch vorheriges Toasten verbessert.

# Vollkornbrötchen „Südsee"

| Zutaten für zwei Portionen | g |
|---|---|
| 4 TL Kokosflocken | 20 |
| 2 Vollkornbrötchen (Rezept Seite 50) | |
| 1 Banane | 100 |
| Saft 1/2 Zitrone | 20 ml |
| 6 EL fettreduzierter Frischkäse | 120 |
| 1/2 Vanilleschote | |
| 2 kleine Kiwis | 100 |
| Himbeeren, frisch oder tiefgekühlt, flüssiger Süßstoff | 100 |
| **Zubereitungszeit: 15 Minuten** | |

### Zubereitung

Die Kokosflocken in einer heißen Pfanne ohne Fettzugabe rösten. Die Brötchen halbieren, die Banane schälen, mit einer Gabel zerdrücken und sofort mit dem Zitronensaft beträufeln. Bananenmus, Kokosflocken, Frischkäse und das ausgekratzte Vanillemark miteinander vermischen und auf den Brötchenhälften verteilen. Die geschälten Kiwis in Scheiben schneiden, die Himbeeren mit dem Süßstoff vermengen und die Brötchenhälften mit beidem belegen.

**Eine Portion enthält:**

387 Kilokalorien/1418 Kilojoule
15 g Eiweiß
13 g Fett
47 g Kohlenhydrate
105 mg Harnsäure
11 g Ballaststoffe

# HERZHAFTE MITTAGESSEN

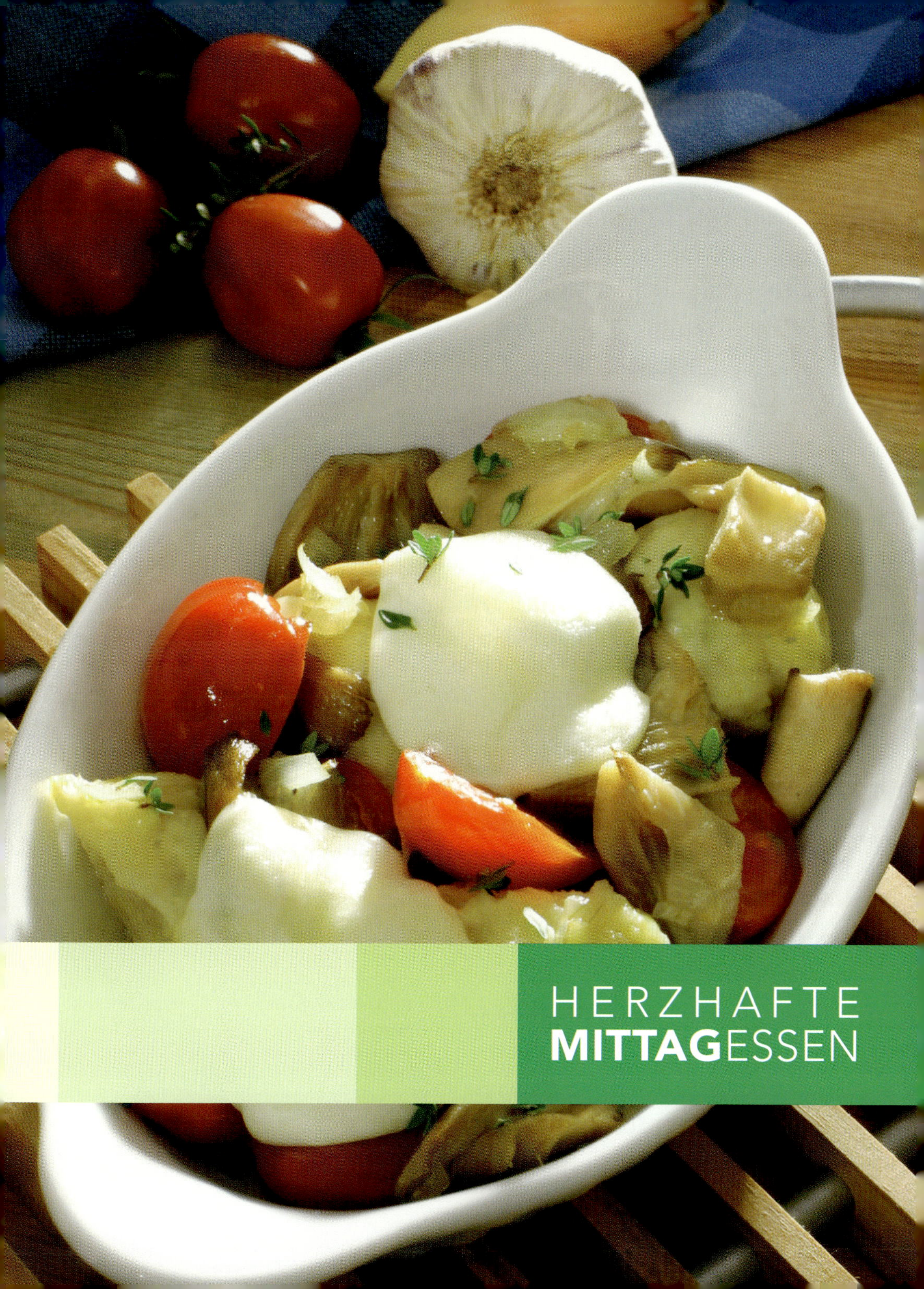

**Eine herzhafte Alternative zu harnsäurereichem Fleisch oder Fisch sind vegetarisch orientierte Suppen, Aufläufe sowie Eier- oder Gemüsegerichte.**
**Milch, Milchprodukte, Eier und Käse enthalten kaum Harnsäure und bieten sich neben aromatischem Gemüse und Hülsenfrüchten als „Fleischersatz" an.**
**Generell gilt: Die in vegetarischen Lebensmitteln enthaltenen Purine belasten den Harnsäurespiegel weniger als Purine aus tierischen Lebensmitteln.**
**Leckere vegetarische Gerichte sind wahre Vitamin-, Mineral- und Ballaststoffbomben, die nicht gleich zu B(a)uche schlagen und einen Gichtanfall auslösen.**
**Unsere Fleisch- und Fischrezepte enthalten reichlich Gemüse und wenig Fleisch.**
**Für ein purinarmes, sättigendes Schlemmen bieten sich deshalb Zubereitungsformen wie Ragout, Geschnetzeltes oder Gulasch an.**

# Körnige Lauchcremesuppe

| Zutaten für zwei Portionen | g |
|---|---|
| 2 kleine Stangen Lauch | 200 |
| 2 TL Maiskeimöl | 10 ml |
| 1 Frühlingszwiebel | 40 |
| 4 EL geschrotetes Getreide, z. B. Dinkel | 40 |
| Gemüsebrühe | 400 ml |
| fluoridiertes Jodsalz | |
| Pfeffer | |
| 1/2 Bund Schnittlauch | |
| 4 EL Kondensmilch, 7,5 % Fett | 60 ml |
| 2 gehäufte EL Frischkäse, fettreduziert | 60 |
| **Zubereitungszeit: 45 Minuten** | |

## Zubereitung

Den Lauch putzen und längs halbieren, gründlichen waschen, abtropfen lassen und in fingerdicke Stücke schneiden. Die Zwiebel schälen und fein würfeln. Das Öl in einem Topf erhitzen und den Lauch und die Frühlingszwiebel darin kurz andünsten. Einige Lauchringe beiseite stellen.

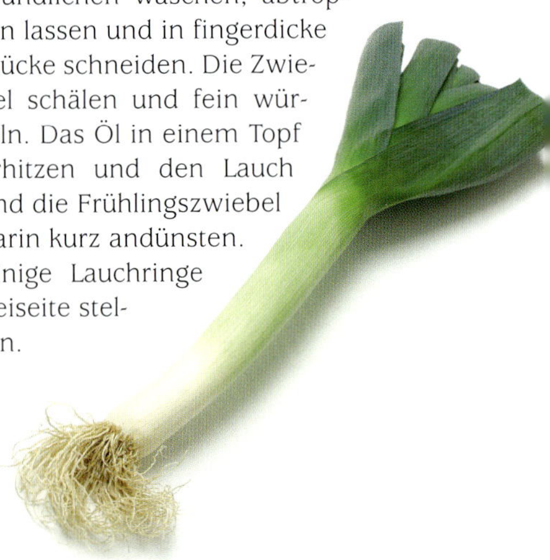

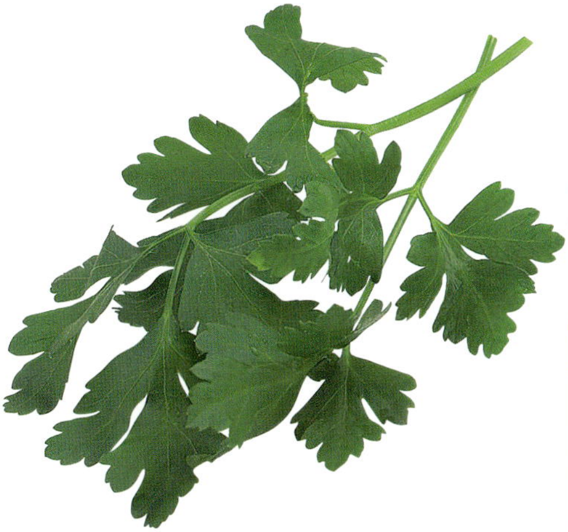

Das geschrotete Getreide sowie die Gemüsebrühe dazugeben und alles 20 bis 25 Minuten köcheln lassen. Mit etwas Salz und Pfeffer sowie den in Röllchen geschnittenen Schnittlauch würzen und die Suppe pürieren.

Die Kondensmilch mit dem Frischkäse verrühren und die Suppe mit dieser Mischung binden. Nochmals abschmecken, anrichten und mit den übrigen Lauchringen garniert servieren.

**Eine Portion enthält:**

247 Kilokalorien/1033 Kilojoule
11 g Eiweiß
12 g Fett
21 g Kohlenhydrate
63 mg Harnsäure
6 g Ballaststoffe

*Tipps & Hinweise*

Statt des Lauchs können Sie auch Möhren, Paprika, Broccoli oder Wirsingkohl verwenden.

# Französische Zwiebelsuppe

| Zutaten für zwei Portionen | g |
|---|---|
| 2 große Gemüsezwiebeln | 300 |
| 1 kleine Knoblauchzehe | |
| 2 TL Sonnenblumenöl | 10 ml |
| Gemüsebrühe | 500 ml |
| 2 Scheiben Vollkorntoastbrot | 40 |
| 4 EL geriebener Käse, z. B. Gouda 45 % Fett i. Tr. | 60 |
| 2 Sträußchen Petersilie | |
| grob gemahlener Pfeffer | |
| fluoridiertes Jodsalz | |
| **Zubereitungszeit: 45 Minuten** | |

## Zubereitung

Den Backofen auf 250 °C (Gas Stufe 4–5, Umluft 200 °C) vorheizen. Die Zwiebeln und die Knoblauchzehe schälen, halbieren und in dünne Streifen schneiden. Das Öl in einer beschichteten Pfanne erhitzen und die Zwiebel- und Knoblauchstreifen darin glasig dünsten. Die Gemüsebrühe aufgießen und bei geringer Hitze etwa 10 Minuten köcheln lassen.

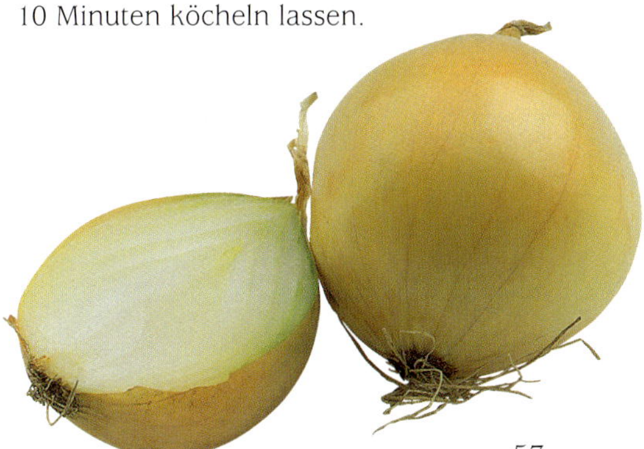

Inzwischen das Brot goldgelb toasten und in grobe Würfel schneiden. Die Petersilie waschen, trockenschwenken und fein hacken.

Die Zwiebelsuppe mit Pfeffer und wenig Salz abschmecken und in feuerfeste Suppentassen füllen. Die Toastbrotwürfel darauf verteilen und mit dem geriebenen Käse bestreuen. Im Backofen auf der mittleren Schiene etwa 10 Minuten lang überbacken. Mit Petersilie bestreut servieren.

| Eine Portion enthält: |
|---|
| 254 Kilokalorien/1062 Kilojoule |
| 11 g Eiweiß |
| 14 g Fett |
| 20 g Kohlenhydrate |
| 56 mg Harnsäure |
| 5 g Ballaststoffe |

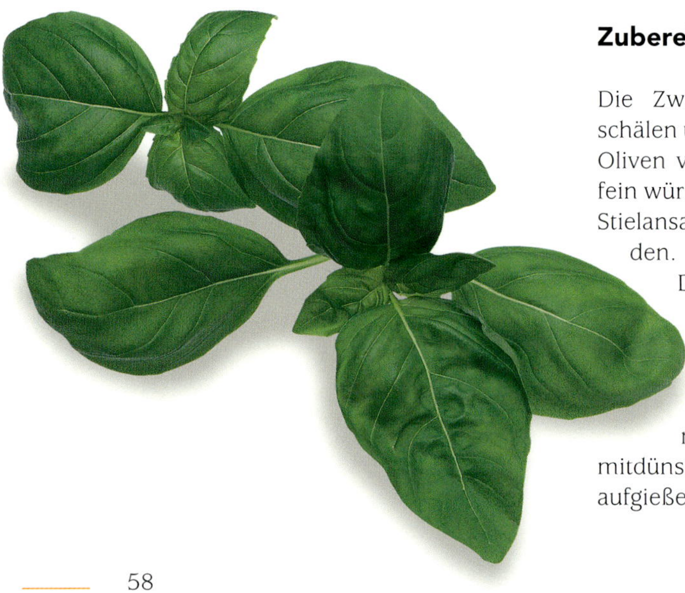

# Gratinierte Tomatensuppe mit Basilikum

| Zutaten für zwei Portionen | g |
|---|---|
| 1 Knoblauchzehe | |
| 4 schwarze Oliven | 12 |
| 1 Zwiebel | 60 |
| 4 kleine Tomaten | 300 |
| 2 TL Olivenöl | 10 ml |
| 2 TL Tomatenmark | 10 |
| Gemüsebrühe | 500 ml |
| grob gemahlener Pfeffer | |
| fluoridiertes Jodsalz | |
| 2 EL saure Sahne | 40 |
| 4 dünne Scheiben Mozzarella | 60 |
| 8 frische Basilikumblättchen | |
| **Zubereitungszeit: 35 Minuten** | |

## Zubereitung

Die Zwiebel und die Knoblauchzehe schälen und fein würfeln. Das Fleisch der Oliven vom Kern schälen und ebenfalls fein würfeln. Die Tomaten waschen, vom Stielansatz befreien und in Stücke schneiden.

Das Olivenöl in einem Topf erhitzen und die Knoblauch- und Zwiebelwürfel goldgelb andünsten. Die Tomatenstücke, die Olivenwürfel und das Tomatenmark dazugeben, kurz mitdünsten und mit der Gemüsebrühe aufgießen.

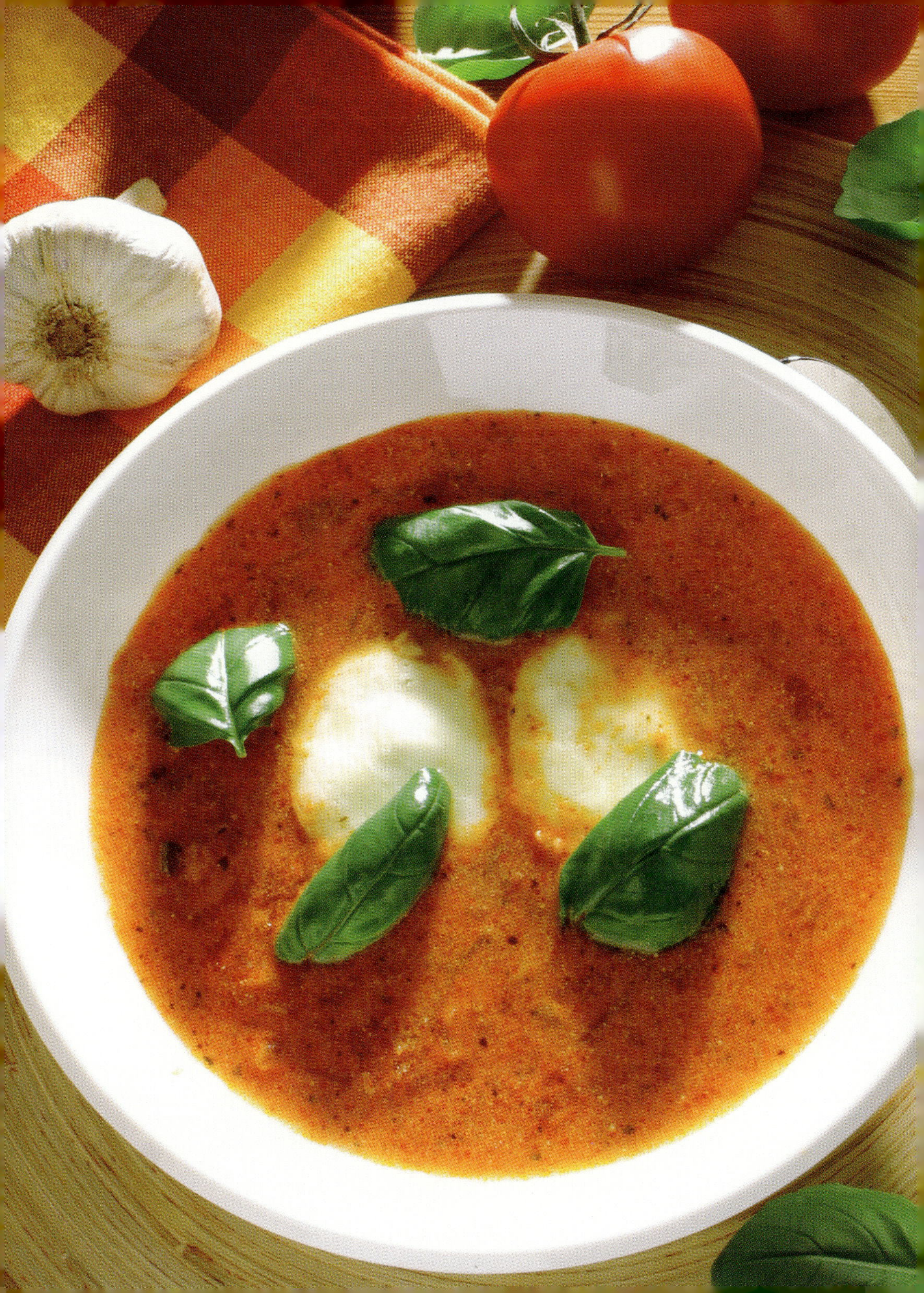

Den Backofen auf 250 °C vorheizen. Die Suppe mit Pfeffer und wenig Salz abschmecken und circa 10 Minuten köcheln lassen.

Die saure Sahne verrühren. Suppe vom Herd nehmen und die saure Sahne unterziehen. Die Suppe in zwei feuerfeste Suppentasse geben, mit den Mozzarellascheiben belegen und kurz im Backofen gratinieren, bis der Käse zerlaufen ist. Mit den gewaschenen und fein geschnittenen Basilikumblättchen bestreut servieren.

**Eine Portion enthält:**

226 Kilokalorien/945 Kilojoule
8 g Eiweiß
17 g Fett
8 g Kohlenhydrate
30 mg Harnsäure
4 g Ballaststoffe

*Tipps & Hinweise*

Genießen Sie diese Suppe als Vorspeise oder als Hauptmahlzeit.
Mit 3 EL gekochtem Vollkornreis pro Portion als Einlage und einem mit Knoblauch eingeriebenem, knusprig aufgebackenem Vollkornbrötchen haben Sie ein vollwertiges Mittagessen.

# Schwäbische Käsespätzle

| Zutaten für zwei Portionen | g |
|---|---|
| Weizenvollkornmehl | 160 |
| 1 Glas Wasser | 200 ml |
| 2 kleine Eier | |
| fluoridiertes Jodsalz | |
| 1 Zwiebel | 60 |
| 1 TL Sonnenblumenöl | 5 ml |
| 2 Sträußchen Petersilie | |
| Muskatnuss | |
| grob gemahlener Pfeffer | |
| Emmentaler, 45 % Fett i. Tr. | 100 |

**Zubereitungszeit: 40 Minuten**
**Backzeit: 15 Minuten**

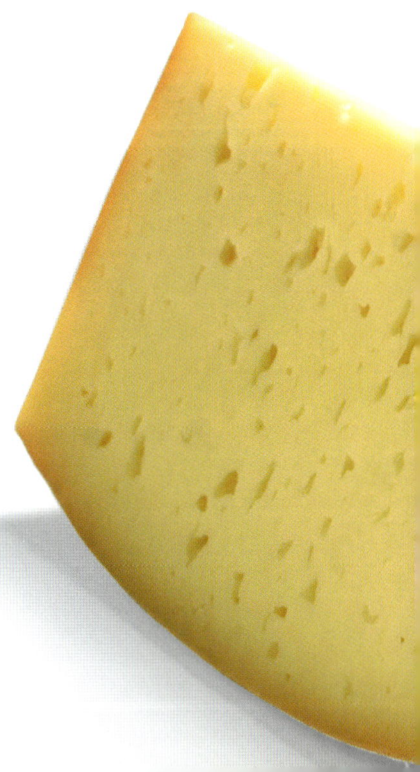

## Zubereitung

Die Zwiebel schälen und in Ringe schneiden. Das Sonnenblumenöl in einem Topf erhitzen und die Zwiebelringe goldgelb andünsten.

Die Petersilie waschen, trockenschwenken, fein hacken und mit den Zwiebelringen andünsten. Mit grob gemahlenem Pfeffer und Muskatnuss würzen. Den Käse auf einer Küchenreibe grob reiben. Den Backofen auf 200 °C (Gas Stufe 3–4, Umluft 180 °C) vorheizen.

Das Mehl mit dem Wasser, den Eiern und dem Salz zu einem zähflüssigen Teig verrühren. Einen großen Topf mit Wasser zum Kochen bringen und Spätzleteig portionsweise mit einem Spätzlehobel in das kochende Wasser hineindrücken. Spätzle im offenem Topf rasch einige Male aufkochen lassen, bis sie an der Oberfläche schwimmen. Die garen Spätzle mit einem Schaumlöffel herausnehmen und kurz unter kaltem Wasser abbrausen und in einem Sieb abtropfen lassen.

Die Spätzle, die Zwiebel-Petersilien-Masse und die Hälfte des Käses schichtweise in eine feuerfeste Auflaufform geben. Nochmals mit Pfeffer und Muskatnuss abschmecken und den restlichen geriebenen Käse darüber streuen. Die Käsespätzle auf der mittleren Schiene des Backofens etwa 15 Minuten überbacken.

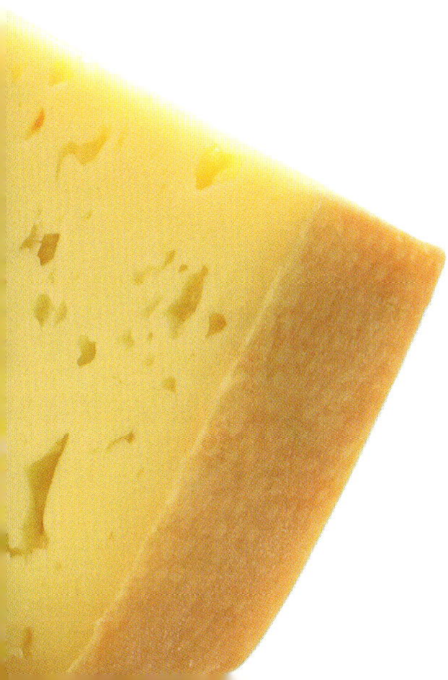

**Eine Portion enthält:**

563 Kilokalorien/2553 Kilojoule
28 g Eiweiß
23 g Fett
52 g Kohlenhydrate
145 mg Harnsäure
8 g Ballaststoffe

*Tipps & Hinweise*

Dazu passt ein frischer, grüner Salat.

Variieren Sie die Käsespätzle zusätzlich mit Gemüse Ihres Geschmacks. Besonders lecker schmecken Lauchringe und Tomatenwürfel in den Spätzle.

# Möhrenpuffer mit Schafskäse

| Zutaten für 9–10 Puffer | g |
|---|---|
| 6 kleine Möhren | 450 |
| 2 mittelgroße Kartoffeln | 160 |
| Schafskäse, 45 % Fett i. Tr. | 100 |
| 1/2 Bund Schnittlauch | |
| je 2 Zweige Thymian und Oregano | |
| 2 Eier | |
| 2 TL Stärke | 10 |
| grob gemahlener Pfeffer | |
| gekörnte Gemüsebrühe | |
| 4 EL Olivenöl | 60 ml |
| **Zubereitungszeit: 25 Minuten** | |

## Zubereitung

Die Möhren und Kartoffeln waschen, schälen und fein reiben. Den Schafskäse würfeln und die Kräuter waschen, trockenschwenken und fein hacken.

Die geriebenen Möhren und Kartoffeln mit den Eiern und der Stärke verrühren, die Schafskäsewürfel unterheben und die Masse mit Salz, Pfeffer und der gekörnten Brühe abschmecken. Die Kräuter dazugeben und alles gut vermischen.

Das Öl in einer beschichteten Pfanne erhitzen. Aus der Masse Puffer formen und in dem heißen Öl ausbacken.

**Eine Portion enthält:**

569 Kilokalorien/2378 Kilojoule
20 g Eiweiß
37 g Fett
31 g Kohlenhydrate
60 mg Harnsäure
10 g Ballaststoffe

*Tipps & Hinweise*

Die Puffer nach dem Ausbacken kurz auf Küchenkrepp legen, damit sie das überschüssige Fett verlieren.

Als Beilage zu den Möhrenpuffern eignet sich Knoblauchquark (Rezept Seite 64)

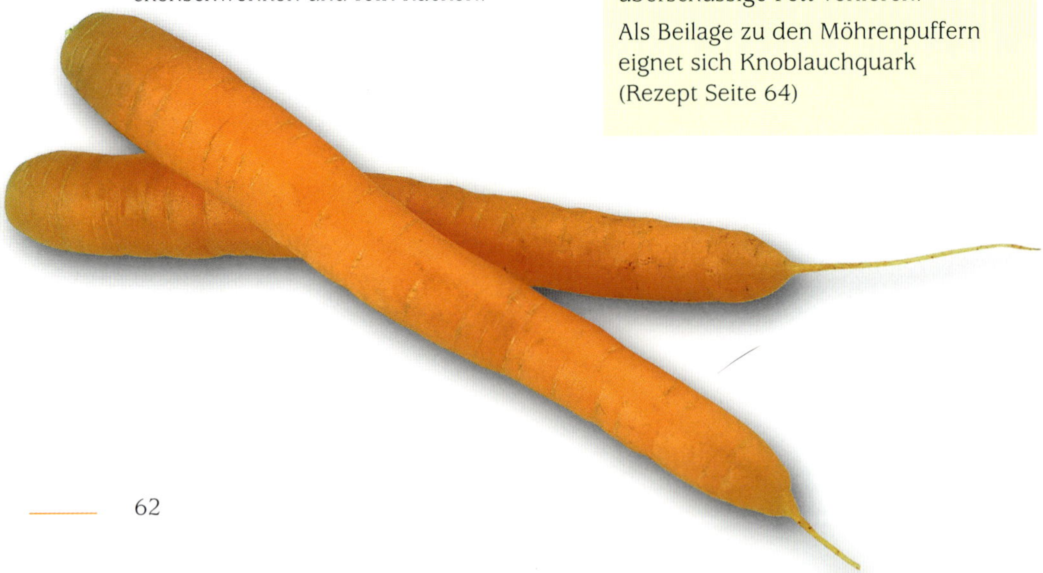

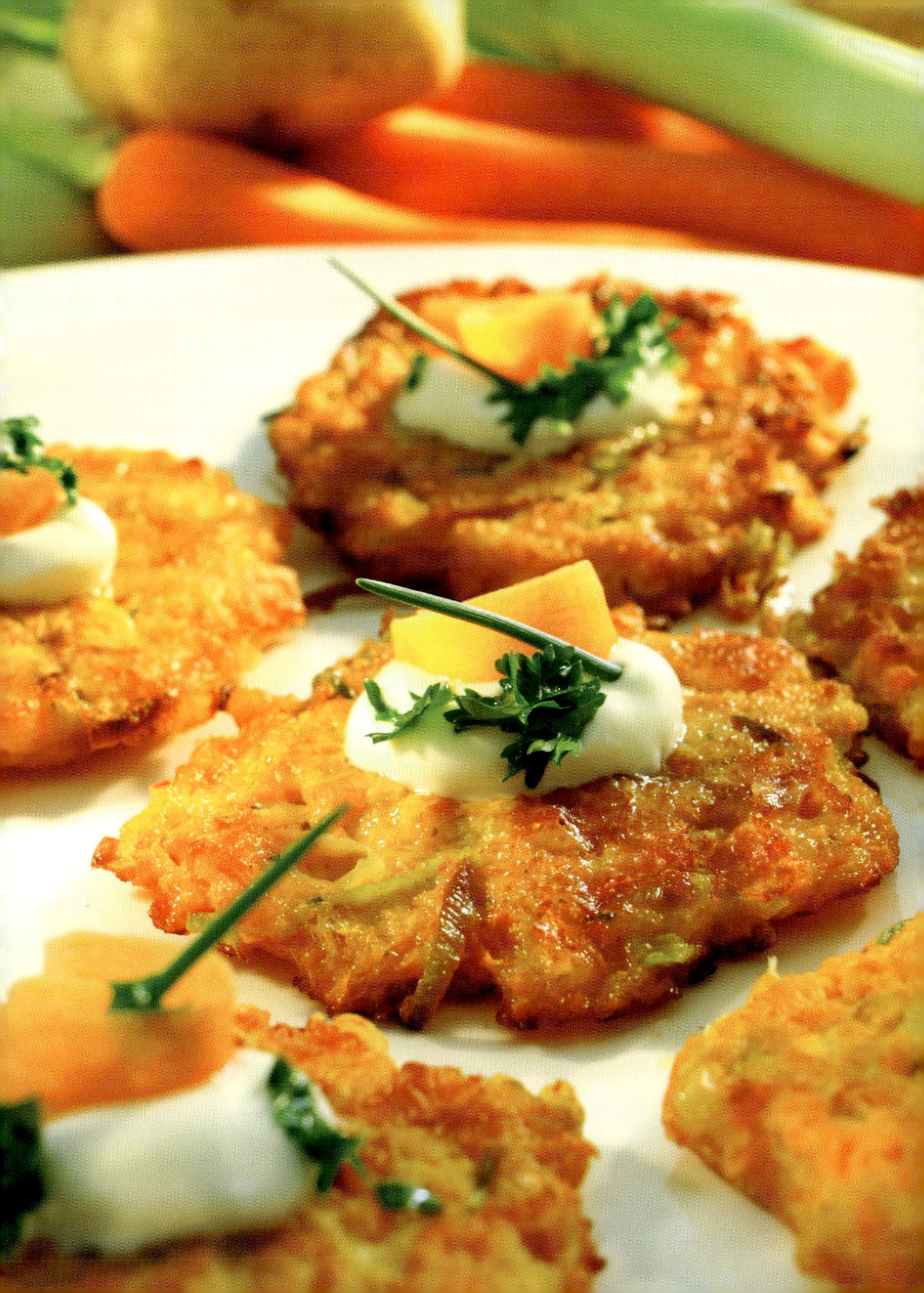

# Knoblauchquark

| Zutaten für zwei Portionen | g |
|---|---|
| 6 gehäufte EL Magerquark | 180 |
| 4 EL Naturjoghurt 1,5 % Fett | 80 |
| 2 Knoblauchzehen | |
| 1 Zwiebel | 60 |
| Salatgurke | 100 |
| 2 Sträußchen Petersilie | |
| fluoridiertes Jodsalz | |
| grob gemahlener Pfeffer | |
| 1 TL Olivenöl | 5 ml |
| **Zubereitungszeit: 10 Minuten** | |

## Zubereitung

Den Quark und den Joghurt mit einem Schneebesen kräftig verrühren. Die Knoblauchzehe schälen und durch eine Presse drücken oder fein hacken.

Die Gurke waschen und in dünne Stifte hobeln. Die Petersilie waschen, trockenschwenken und fein hacken. Alle Zutaten mit dem Öl unter die Quarkmasse rühren und mit Salz und Pfeffer abschmecken.

**Eine Portion enthält:**

132 Kilokalorien/552 Kilojoule
14 g Eiweiß
4 g Fett
8 g Kohlenhydrate
13 mg Harnsäure
1 g Ballaststoffe

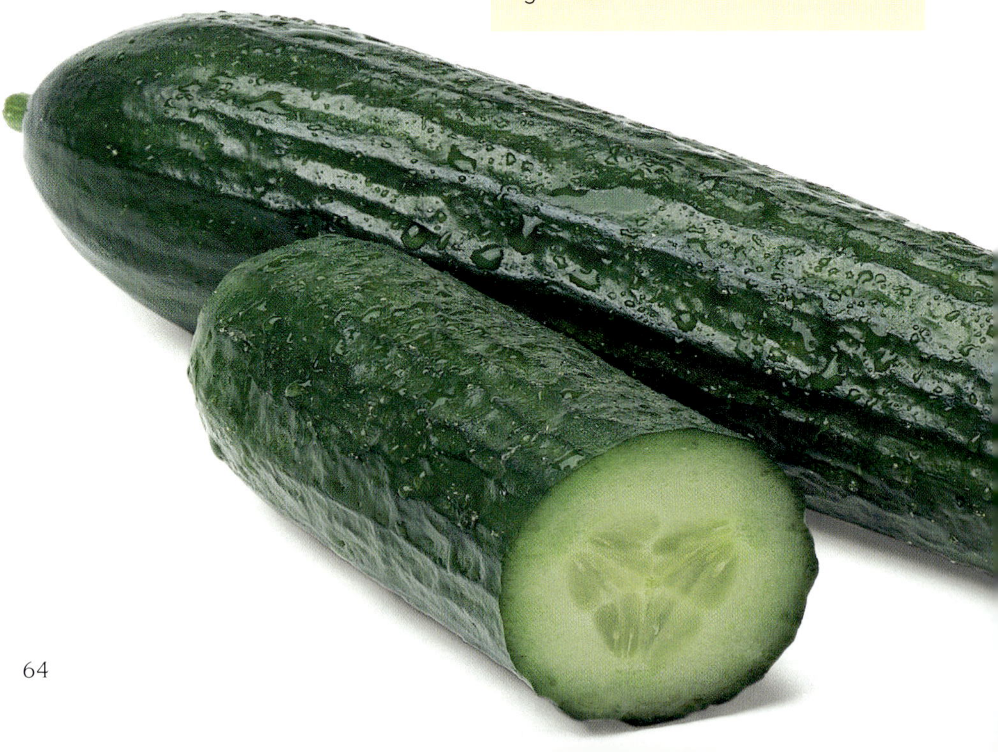

# Mediterranes Rührei

| Zutaten für zwei Portionen | g |
|---|---|
| 10 Kirschtomaten | 100 |
| 1 kleine gelbe Paprikaschote | 160 |
| 1 Zwiebel | 60 |
| 1 kleine Knoblauchzehe | |
| Schafskäse | 60 |
| 2 TL Olivenöl | 10 ml |
| 4 Eier | |
| grob gemahlener Pfeffer | |
| frisches Basilikum | |
| frischer Oregano | |
| **Zubereitungszeit: 20 Minuten** | |

## Zubereitung

Die Tomaten und die Paprikaschote waschen und in kleine Würfel schneiden. Dabei die Kerne der Paprikaschote entfernen. Die Zwiebel und die Knoblauchzehe fein würfeln. Den Schafskäse ebenfalls würfeln.

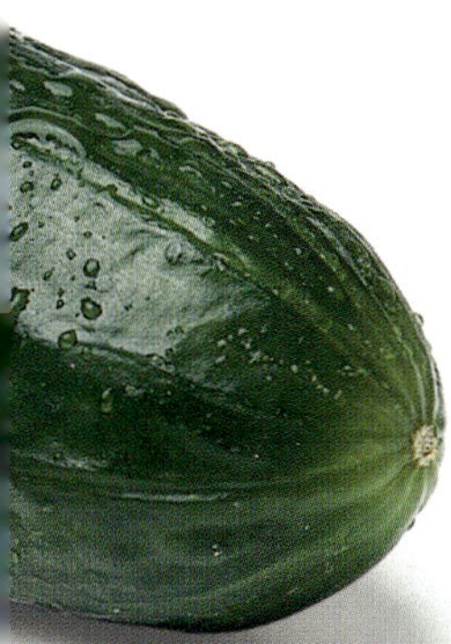

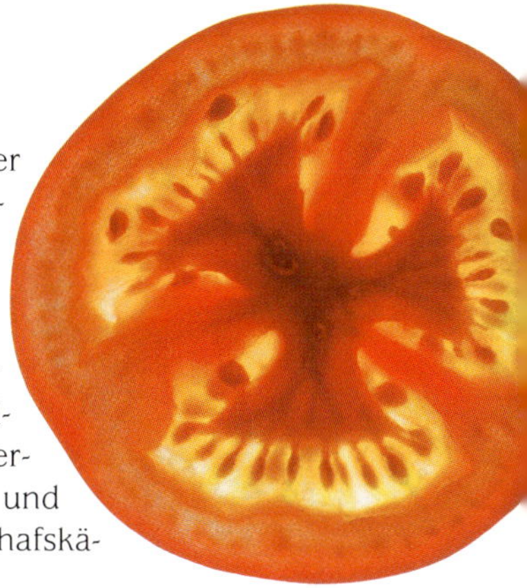

Das Olivenöl in einer kleinen Pfanne erhitzen und die Zwiebel- und Knoblauchwürfel darin andünsten. Die Eier in einen Suppenteller schlagen und verquirlen, pfeffern und den gewürfelten Schafskäse unterrühren.

Die Tomaten- und Paprikawürfel in die Pfanne geben und kurz mitdünsten. Anschließend die Eiermasse in die Pfanne geben und mit einem Pfannenheber rühren, bis das Ei stockt.

Die frischen Kräuter waschen, trockenschwenken und fein geschnitten über das Rührei streuen.

**Eine Portion enthält:**

364 Kilokalorien/1522 Kilojoule
23 g Eiweiß
25 g Fett
7 g Kohlenhydrate
42 mg Harnsäure
4 g Ballaststoffe

*Tipps & Hinweise*

Dazu passt ein leckeres Vollkornbrötchen (Rezept Seite 50) oder eine Portion Kräutervollkornnudeln und ein frischer Gurkensalat.

# Eier in Senfsauce

| Zutaten für zwei Portionen | g |
|---|---|
| 4 Kartoffeln | 320 |
| 4 Eier | |
| 4 EL Naturjoghurt, 1,5 % Fett | 80 |
| 4 EL Frischkäse, fettreduziert | 80 |
| 2 EL mittelscharfer Senf | |
| $^{1}/_{2}$ Bund Schnittlauch | |
| grob gemahlener Pfeffer | |
| fluoridiertes Jodsalz | |
| Süßstoff nach Geschmack | |

**Zubereitungszeit: 20 Minuten**
**Kochzeit: 30 Minuten**

## Zubereitung

Die Kartoffeln waschen und in Salzwasser als Pellkartoffeln etwa 20 Minuten garen.

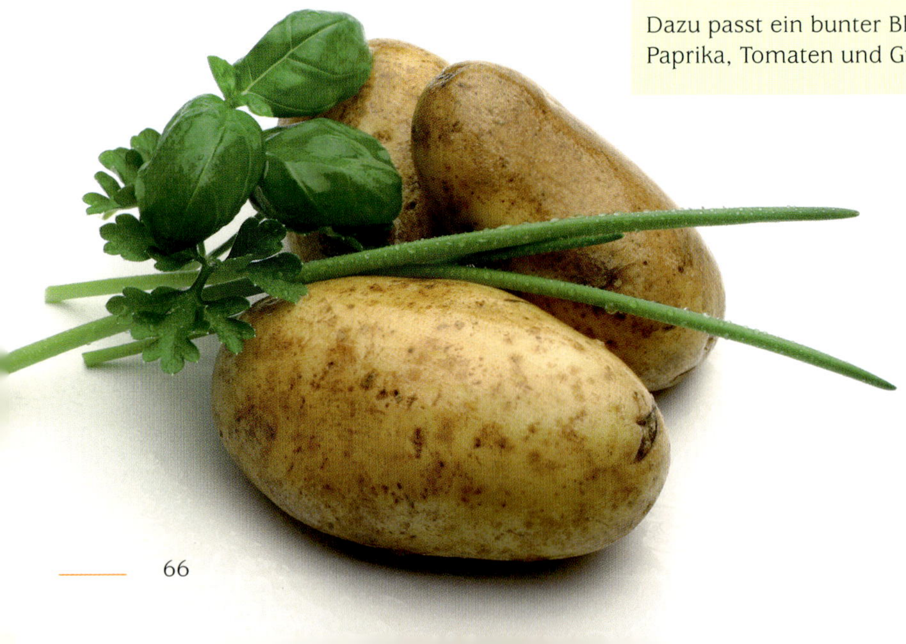

Die Eier hart kochen und anschließend mit kaltem Wasser abschrecken.

Den gewaschenen und in feine Röllchen geschnittenen Schnittlauch mit dem Naturjoghurt, dem Frischkäse und dem Senf zu einer glatten Sauce verrühren. Mit grob gemahlenem Pfeffer und wenig Salz abschmecken.

Die Eier pellen und halbieren. Mit den gepellten Kartoffeln auf zwei Tellern anrichten und mit der Senfsauce servieren.

**Eine Portion enthält:**

432 Kilokalorien/1806 Kilojoule
25 g Eiweiß
19 g Fett
32 g Kohlenhydrate
42 mg Harnsäure
4 g Ballaststoffe

*Tipps & Hinweise*

Dazu passt ein bunter Blattsalat mit Paprika, Tomaten und Gurken.

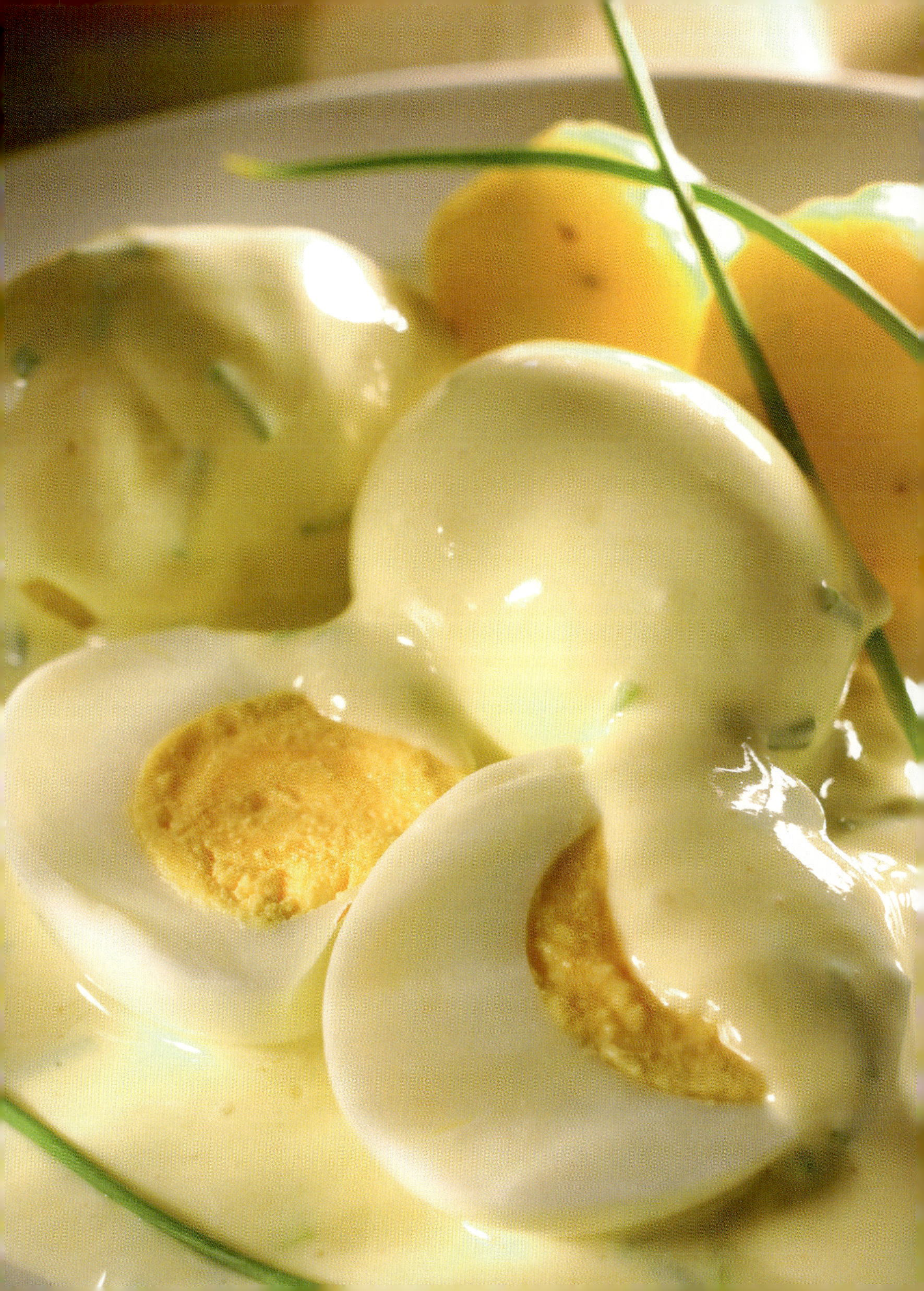

# Linsengemüse

| Zutaten für zwei Portionen | g |
|---|---|
| 8 EL getrocknete Linsen | 120 |
| 2 TL Maiskeimöl | 10 ml |
| 1 Zwiebel | 120 |
| 2 Knoblauchzehen | |
| 1 Möhre | 150 |
| 4 Tomaten | 240 |
| Gemüsebrühe | 150 ml |
| 1 Zweig Liebstöckel | |
| 1 Sträußchen Petersilie | |
| fluoridiertes Jodsalz | |
| grob gemahlener Pfeffer | |

**Zubereitungszeit: 25 Minuten**
**Einweichzeit: 2 Stunden**

## Zubereitung

Die Linsen zwei Stunden in Wasser einweichen. Das Einweichwasser dann abgießen.

Die Tomaten waschen, vom Stielansatz befreien und würfeln. Die Möhren putzen und klein schneiden. Zwiebel und Knoblauch schälen und fein würfeln.

Das Öl in einem Topf erhitzen und das Gemüse andünsten, dabei die Tomatenstücke zuletzt dazu geben. Die eingeweichten Linsen hinzufügen und alles mit der Gemüsebrühe aufgießen. Das Gemüse köcheln lassen, bis die Flüssigkeit komplett verdampft ist.

Die Kräuter waschen und fein hacken. Das Linsengemüse mit den Gewürzen und den Kräutern kräftig abschmecken.

**Eine Portion enthält:**

291 Kilokalorien/1216 Kilojoule
16 g Eiweiß
8 g Fett
35 g Kohlenhydrate
125 mg Harnsäure
16 g Ballaststoffe

*Tipps & Hinweise*

Würzen Sie einmal mit etwas Essig und Zucker, um dem Linsengemüse eine süßsaure Note zu geben.

Wenn Sie statt des genannten Gemüses Soja- und Bambussprossen, Austernpilze, einige Cashew-Kerne, Sojaöl und etwas Sojasauce verwenden, erhalten Sie ein asiatisches Linsengemüse mit besonderer Note.

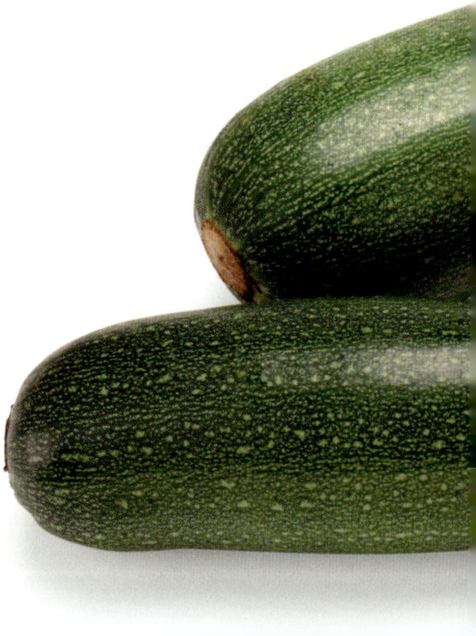

# Zucchini-Pilz-Ragout

| Zutaten für zwei Portionen | g |
|---|---|
| 1 Zwiebel | 60 |
| 1 Knoblauchzehe | |
| 1 Zucchino | 300 |
| Champignons | 200 |
| 2 TL Olivenöl | 10 ml |
| grob gemahlener Pfeffer | |
| gekörnte Gemüsebrühe | |
| 6 EL Kondensmilch, 7,5 % Fett | 90 ml |
| 1 Bund Schnittlauch | |
| **Zubereitungszeit: 20 Minuten** | |

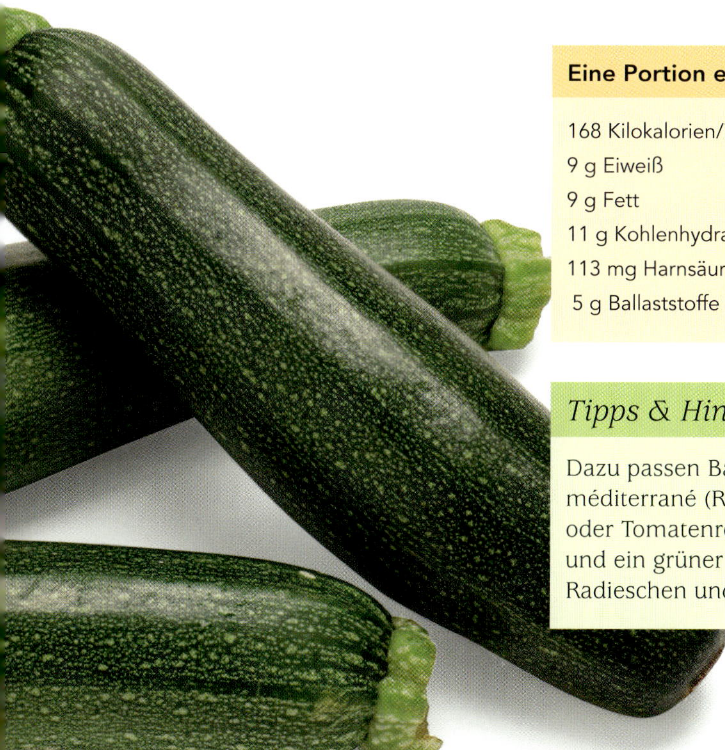

## Zubereitung

Die Zwiebel und die Knoblauchzehe schälen und fein würfeln. Den Zucchino putzen, waschen und in dicke Stifte schneiden. Die Champignons putzen, ggf. waschen und in Scheiben schneiden.

Das Öl in einem Topf erhitzen und die Zwiebel- und Knoblauchwürfel darin goldgelb andünsten. Die Zucchini- und Pilzstücke dazugeben und kurz mitdünsten. Mit dem Pfeffer und der gekörnten Brühe würzen, die Kondensmilch dazu gießen und kurz einkochen lassen.

Den Schnittlauch waschen, trockenschwenken und in feine Röllchen schneiden. Vor dem Servieren über das Zucchini-Pilz-Ragout streuen.

**Eine Portion enthält:**

168 Kilokalorien/702 Kilojoule
9 g Eiweiß
9 g Fett
11 g Kohlenhydrate
113 mg Harnsäure
5 g Ballaststoffe

*Tipps & Hinweise*

Dazu passen Backkartoffeln à la méditerrané (Rezept Seite 70) oder Tomatenreis (Rezept Seite 72) und ein grüner Blattsalat mit Radieschen und Gurke.

# Backkartoffeln „à la méditerrané"

| Zutaten für zwei Portionen | g |
|---|---|
| 4 Kartoffeln | 300 |
| 2 TL Olivenöl | 10 ml |
| 2 EL Parmesankäse | 10 |
| 1 kleine Knoblauchzehe | |

**Zubereitungszeit: 10 Minuten**
**Koch- und Backzeit: 30 Minuten**

## Zubereitung

Die Kartoffeln gut waschen und in Salzwasser etwa 20 Minuten garen. Den Backofen auf 200 °C (Gas Stufe 3–4, Umluft 180 °C) vorheizen. Ein Backblech mit Backpapier auslegen.

Die Knoblauchzehe halbieren und die gegarten Kartoffeln halbieren. Die Schnittflächen mit Knoblauch einreiben und mit dem Olivenöl bepinseln. Die Kartoffelhälften auf das Backblech legen, mit dem geriebenen Parmesan bestreuen und etwa 10 Minuten im Backofen überbacken.

**Eine Portion enthält:**

202 Kilokalorien/844 Kilojoule
5 g Eiweiß
6 g Fett
28 g Kohlenhydrate
25 mg Harnsäure
4 g Ballaststoffe

# Pellkartoffeln mit Meerrettichquark

| Zutaten für zwei Portionen | g |
|---|---|
| 6 mittelgroße Kartoffeln | 500 |
| 6 gehäufte EL Magerquark | 200 |
| 2 EL Frischkäse, fettreduziert | 40 |
| 4 TL Meerrettich | 40 |
| Rettich | 200 |
| 1/2 Bund Schnittlauch | |
| 2 Sträußchen Petersilie | |
| grob gemahlener Pfeffer | |
| fluoridiertes Jodsalz | |

**Zubereitungszeit: 15 Minuten**
**Kochzeit: 20 Minuten**

## Zubereitung

Die Kartoffeln waschen und etwa 20 Minuten in Salzwasser garen.

Den Rettich schälen und fein raspeln. Den Schnittlauch und die Petersilie waschen, trockenschwenken und fein hacken.

Quark, Frischkäse, Meerrettich, Rettich und die Kräuter mit einem Schneebesen zu einer cremigen Masse verrühren. Falls nötig, etwas kohlensäurehaltiges Mineralwasser hinzufügen. Mit Pfeffer und Salz abschmecken.

Die Kartoffeln nach Ende der Garzeit kurz abtropfen lassen und zusammen mit dem Meerrettichquark servieren.

**Eine Portion enthält:**

346 Kilokalorien/1446 Kilojoule
22 g Eiweiß
4 g Fett
48 g Kohlenhydrate
49 mg Harnsäure
8 g Ballaststoffe

*Tipps & Hinweise*

Verwenden Sie zum Garen der Pellkartoffeln einen Schnellkochtopf. So bleiben die meisten Vitamine und Mineralstoffe erhalten.

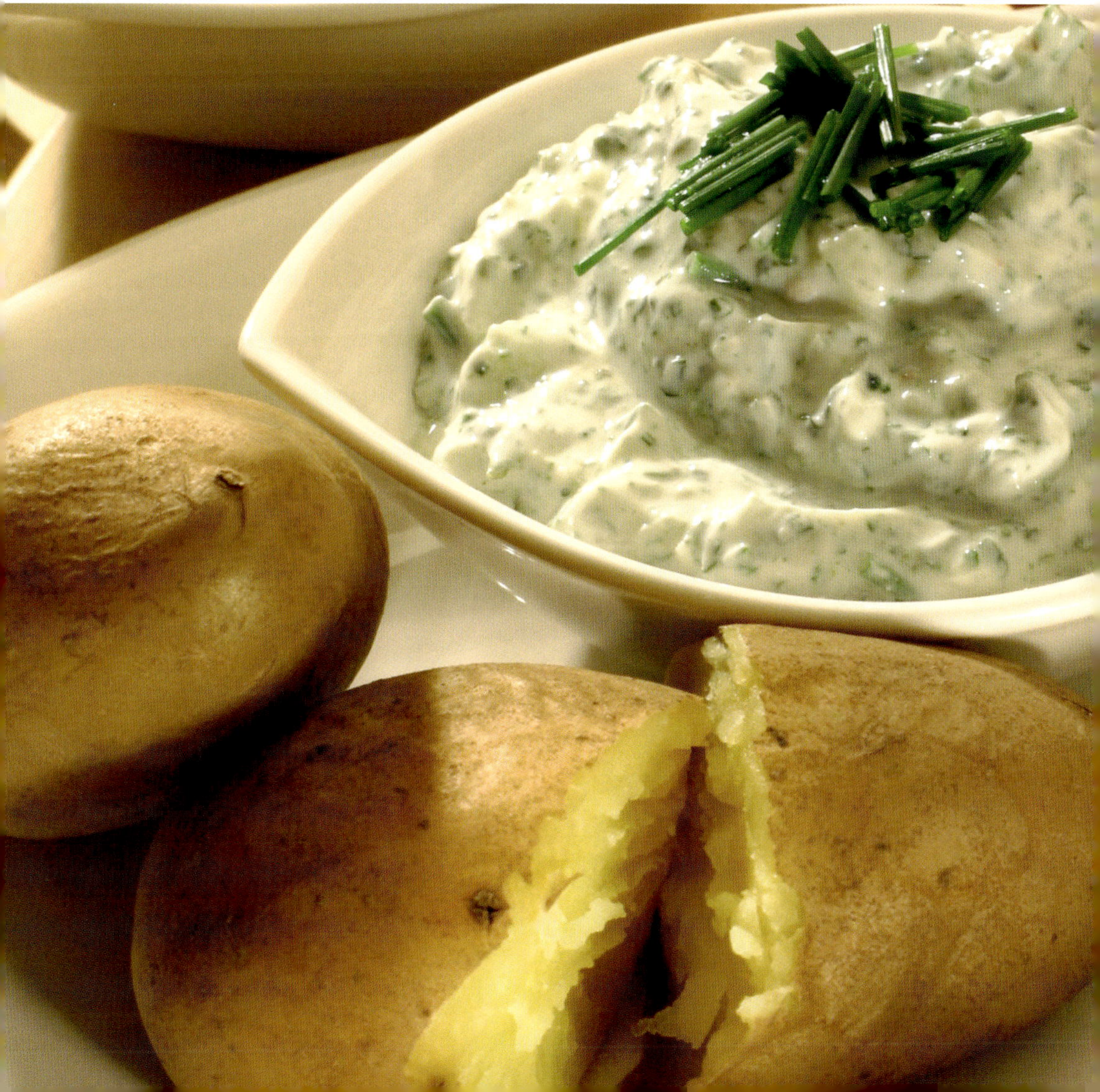

# Überbackener Tomatenreis

| Zutaten für zwei Portionen | g |
|---|---|
| 2 Zwiebeln | 120 |
| 1 Knoblauchzehe | |
| 2 TL Pflanzenöl | 10 ml |
| Naturreis | 100 |
| Gemüsebrühe | 500 ml |
| 6 Tomaten | 500 |
| 2 Scheiben magerer Schinken | 60 |
| fluoridiertes Jodsalz | |
| 1 Sträußchen Petersilie | |
| 2 EL geriebener Käse, z. B. Parmesan 30 % Fett i. Tr. | 10 |

**Zubereitungszeit: 20 Minuten**
**Koch- und Backzeit: 50 Minuten**

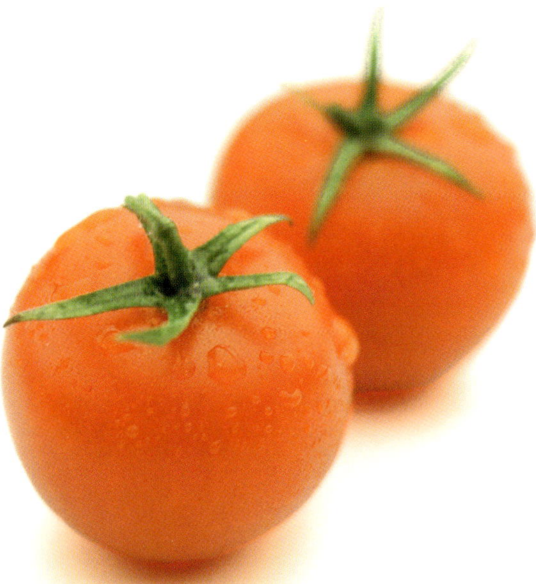

## Zubereitung

Die Zwiebel und die Knoblauchzehe schälen, fein würfeln und in dem erhitzten Öl andünsten. Den Reis dazugeben und mitdünsten. Die Brühe hinzu gießen und zum Kochen bringen. Den Reis bei schwacher Hitze etwa 40 Minuten ausquellen lassen, er sollte noch körnig sein.

Die Tomaten waschen, halbieren, die Stielansätze entfernen und in kleine Stücke schneiden. Den Schinken in Streifen schneiden. Die Petersilie waschen, trockenschwenken und fein hacken. Den Backofen auf 200 °C (Gas Stufe 3–4, Umluft 180 °C) vorheizen.

Kurz vor Ende der Garzeit die Tomaten und den Schinken zu dem Reis geben. Mit wenig Salz, Pfeffer und der Petersilie würzen. Den Reis in eine Auflaufform geben und mit dem Käse bestreuen. Den Reis im heißen Ofen auf mittlerer Schiene überbacken, bis der Käse geschmolzen ist.

**Eine Portion enthält:**

372 Kilokalorien/1555 Kilojoule
15 g Eiweiß
12 g Fett
47 g Kohlenhydrate
173 mg Harnsäure
8 g Ballaststoffe

# Gefüllter Kohlrabi mit Parmesan-Kartoffelpüree

| Zutaten für zwei Portionen | g |
|---|---|
| *Für den Kohlrabi:* | |
| 2 mittelgroße Kohlrabi | 400 |
| Gemüsebrühe | 250 ml |
| 2 kleine Stangen Lauch | 100 |
| Broccoli | 100 |
| 1 Möhre | 150 |
| 2 TL Kürbiskernöl | 10 ml |
| fluoridiertes Jodsalz | |
| grob gemahlener Pfeffer | |
| Knoblauch nach Geschmack | |
| 2 TL Sonnenblumenkerne | 20 |
| *Für das Püree:* | |
| 4 mittelgroße Kartoffeln | ca. 320 |
| fluoridiertes Jodsalz | |
| 4 EL Parmesan | 20 |
| *Für die Sauce:* | |
| 1 Bund Petersilie | |
| 4 EL Kondensmilch, 7,5 % Fett | 60 ml |
| fluoridiertes Jodsalz | |
| gemahlener Pfeffer | |
| Kohlrabi (das ausgehöhlte Fruchtfleisch) | |

**Zubereitungszeit: 50 Minuten**
**Kochzeit: 45 Minuten**

## Zubereitung

Die Kartoffeln waschen und in Salzwasser etwa 20 Minuten garen. Die Kohlrabi schälen, aushöhlen – das ausgehöhlte Kohlrabifruchtfleisch beiseite stellen – und mit wenig Salz und Pfeffer würzen. Die Gemüsebrühe und die Kohlrabi in einen Topf geben und bei mittlerer Hitze circa 15 Minuten dämpfen.

Das restliche Gemüse putzen, waschen und fein würfeln. Die Broccoliröschen kurz blanchieren. Das Öl in einem Topf erhitzen und das klein geschnittene Gemüse darin bissfest garen. Mit Salz und Pfeffer abschmecken und die Kohlrabi damit füllen. Anschließend nochmals etwa 10 Minuten bei geschlossenem Deckel in der Brühe garen. Dann die Gemüsebrühe abgießen und beiseite stellen.

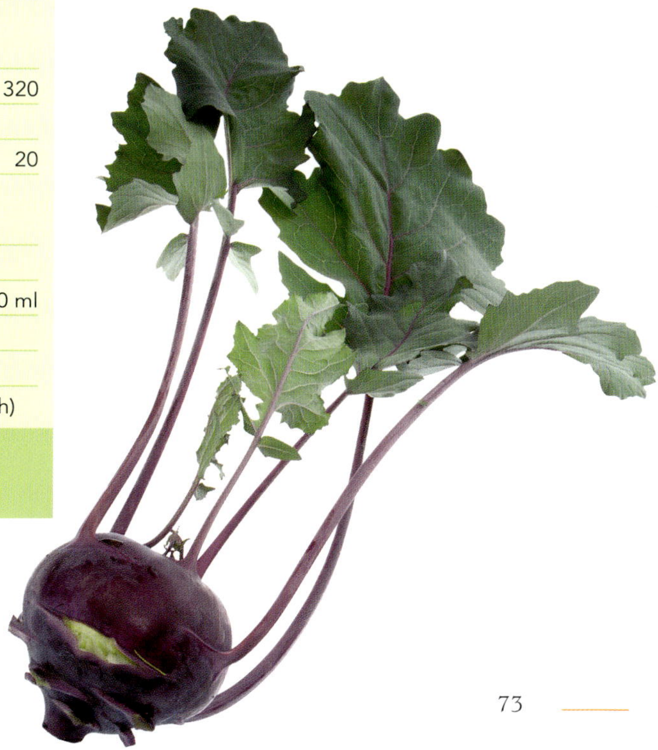

Die gegarten Kartoffeln schälen und durch die Kartoffelpresse drücken. Mit dem geriebenen Parmesan und wenig Salz vermischen.

Die Gemüsebrühe mit der gewaschenen, gehackten Petersilie und dem Kohlrabifleisch aufkochen, abschmecken und mit dem Pürierstab fein pürieren. Die Kondensmilch dazugeben und kurz aufkochen lassen. Die Sauce auf zwei Tellern verteilen, die gefüllten Kohlrabi darauf setzen und das Kartoffel-Parmesanpüree aus einem Spritzbeutel daneben anrichten. Mit den Sonnenblumenkernen garnieren.

**Eine Portion enthält:**

420 Kilokalorien/1756 Kilojoule
19 g Eiweiß
15 g Fett
47 g Kohlenhydrate
152 mg Harnsäure
13 g Ballaststoffe

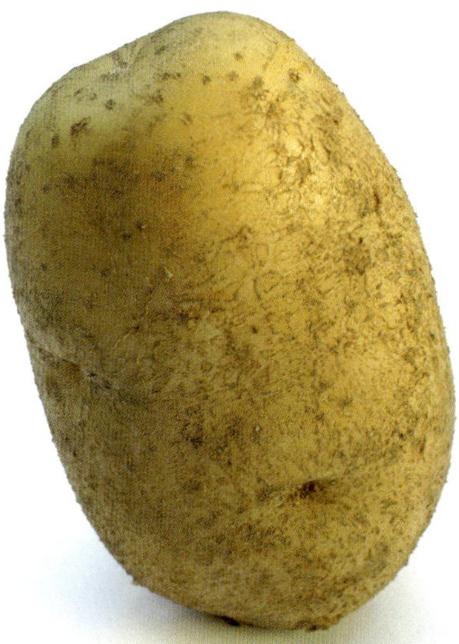

# Gnocchi mit Austernpilzen und Mozzarella

| Zutaten für zwei Portionen | g |
|---|---|
| *Für den Teig:* | |
| 6 mittelgroße Kartoffeln, mehlig kochend | 500 |
| 2 EL Kartoffelstärke | 40 |
| 2 EL Weizengrieß | 40 |
| 2 Eier | |
| fluoridiertes Jodsalz | |
| *Außerdem:* | |
| 1 Zwiebel | 60 |
| 1 Knoblauchzehe | |
| 2 TL Olivenöl | 10 ml |
| Austernpilze | 100 |
| 15 Cocktailtomaten | |
| 4 EL Kondensmilch, 7,5 % Fett | 60 ml |
| Oregano, Thymian, Salbei | |
| schwarzer Pfeffer aus der Mühle | |
| fluoridiertes Jodsalz | |
| 1 Stück Mozzarella | 60 |

**Zubereitungszeit: 30 Minuten**
**Koch- und Backzeit: 30 Minuten**

## Zubereitung

Die Kartoffeln waschen und in Salzwasser etwa 20 Minuten garen. Schälen, durch eine Kartoffelpresse drücken und mit der Stärke, dem Grieß und den Eiern vermengen. Den Teig salzen und gut kneten.

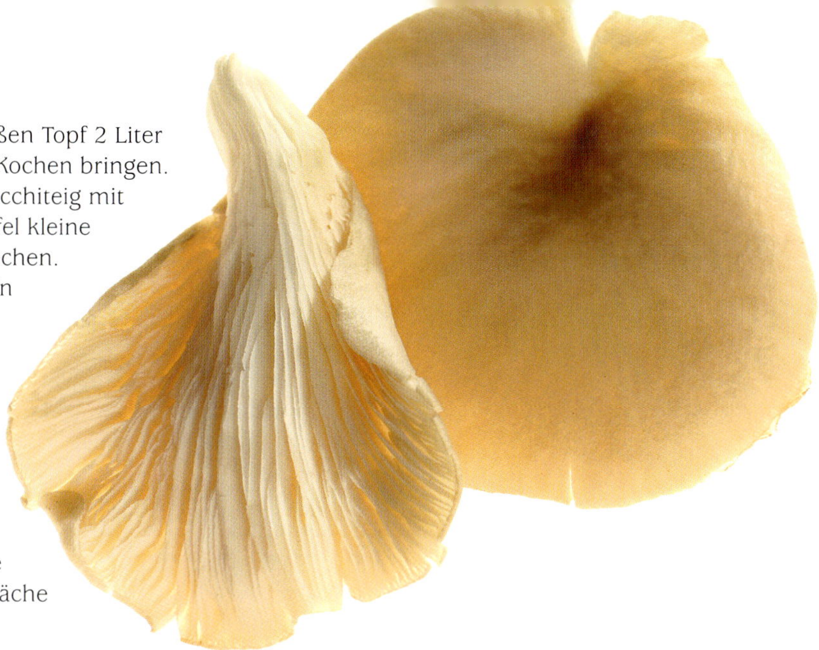

In einem großen Topf 2 Liter Wasser zum Kochen bringen. Aus dem Gnocchiteig mit einem Teelöffel kleine Nocken abstechen. Die Gnocchi in das nicht mehr sprudelnd kochende Wasser geben und kurz gar ziehen lassen, bis sie an der Oberfläche schwimmen.

Die Zwiebel und den Knoblauch in kleine Würfel schneiden. Die Austernpilze waschen, putzen und in mundgerechte Stücke zerteilen. Die Cocktailtomaten waschen und halbieren. In einem Topf das Olivenöl erhitzen und die Zwiebel und den Knoblauch andünsten. Nach und nach die Pilze und Tomaten dazu geben und ebenfalls kurz mitdünsten. Den Backofen auf 180 °C (Gas Stufe 3, Umluft 160 °C) vorheizen.

Das Gemüse mit der Kondensmilch ablöschen und mit den gewaschenen, fein gehackten Kräutern und Gewürzen abschmecken.

Die Gnocchi zusammen mit dem Gemüse in eine feuerfeste Auflaufform geben. Mit dem in Scheiben geschnittenen Mozzarellakäse belegen und im Backofen auf mittlerer Schiene überbacken, bis der Käse zerlaufen ist.

**Eine Portion enthält:**

856 Kilokalorien/3085 Kilojoule

39 g Eiweiß

36 g Fett

84 g Kohlenhydrate

118 mg Harnsäure

10 g Ballaststoffe

*Tipps & Hinweise*

Wenn Sie den Teelöffel zum Ausstechen der Gnocchis nach jedem Abstechen kurz in kaltes Wasser tauchen, lösen sich die Gnocchis leichter ab.

Als Abwandlung des Rezeptes verwenden Sie anstatt Austernpilzen und Cocktailtomaten doch einmal Frühlingszwiebeln, Möhren und gelbe Paprika.

# Gemüselasagne

| Zutaten für zwei Portionen | g |
|---|---|
| 1 Zwiebel | 60 |
| 1 Knoblauchzehe | |
| 1 Möhre | 80 |
| 1 kleine Stange Lauch | |
| 1/2 kleine Aubergine | 80 |
| 1/2 kleiner Zucchino | 80 |
| 1 Tomate | 80 |
| 2 EL Olivenöl | 20 ml |
| Spinat (tiefgekühlt) | 100 |
| passierte Tomaten | 200 |
| Lasagneplatten | 100 |
| geriebener Käse, 30–40 % Fett i. Tr. | 100 |
| fluoridiertes Jodsalz | |
| grob gemahlener Pfeffer | |
| Salbei/Thymian/Oregano/Basilikum | |

**Zubereitungszeit: 45 Minuten**
**Backzeit: 30 Minuten**

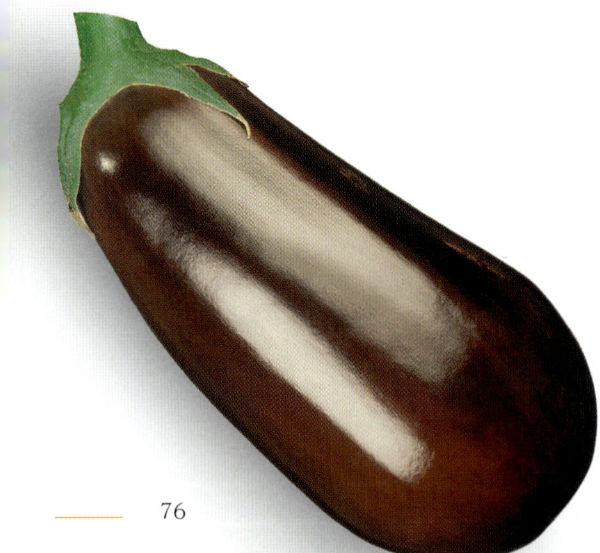

## Zubereitung

Die Zwiebel und die Knoblauchzehe schälen und fein würfeln. Das Gemüse waschen. Die Möhre schälen, halbieren und in Streifen schneiden. Den Lauch halbieren und ebenfalls in Streifen schneiden. Die Aubergine und den Zucchino putzen und würfeln. Die Tomate halbieren, den Stielansatz herausschneiden und in Stücke schneiden.

Das Olivenöl in einem Topf erhitzen. Die Knoblauch- und Zwiebelwürfel darin andünsten, die Möhren und den gefrorenen Spinat dazugeben und einige Minuten mitdünsten. Jetzt die restlichen Gemüsesorten dazugeben, mit den passierten Tomaten aufgießen und alles nochmals einige Minuten köcheln lassen. Die Gemüsemasse mit wenig Salz, Pfeffer und den Kräutern kräftig abschmecken.

Den Backofen auf 200 °C (Gas Stufe 3–4, Umluft 180 °C) vorheizen. Den Boden einer Auflaufform mit etwas Gemüsemasse bedecken und nun schichtweise mit den Nudelplatten, dem geriebenem Käse und der Gemüsemasse auffüllen. Mit der Gemüsemasse und geriebenem Käse abschließen. Die Lasagne bei 180–200 °C (Gas Stufe 3–4, Umluft 160–180 °C) etwa 20–30 Minuten überbacken.

**Eine Portion enthält:**

573 Kilokalorien/2408 Kilojoule
26 g Eiweiß
27 g Fett
50 g Kohlenhydrate
151 mg Harnsäure
12 g Ballaststoffe

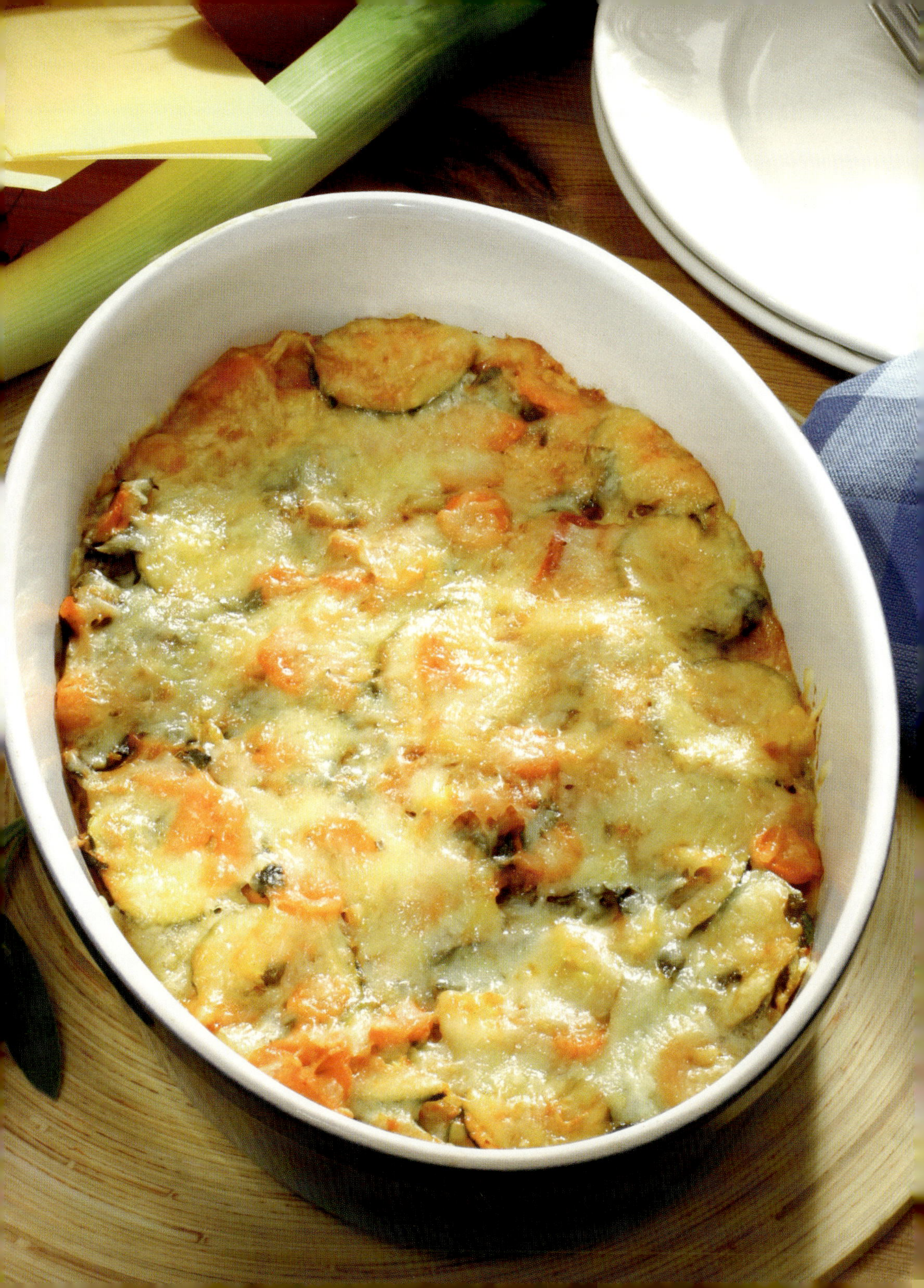

# Bunte Gemüse-paella

| Zutaten für zwei Portionen | g |
|---|---|
| 1 Zwiebel | ca. 100 |
| 1 kleine Knoblauchzehe | |
| 2 TL Olivenöl | 10 ml |
| 8 EL Naturreis | 120 |
| 1 Briefchen Safranfäden oder 1 TL Kurkuma | |
| Hühnerbrühe | 300 ml |
| grüne Bohnen, frisch oder tiefgekühlt | 100 |
| 1 Möhre | 150 |
| 2 EL Mais, aus der Dose oder tiefgekühlt | 50 |
| 1 kleine Stange Lauch | 100 |
| Krabben | 100 |
| 2 Sträußchen Petersilie | |
| fluoridiertes Jodsalz | |
| grob gemahlener Pfeffer | |

**Zubereitungszeit: 30 Minuten**
**Kochzeit: 40 Minuten**

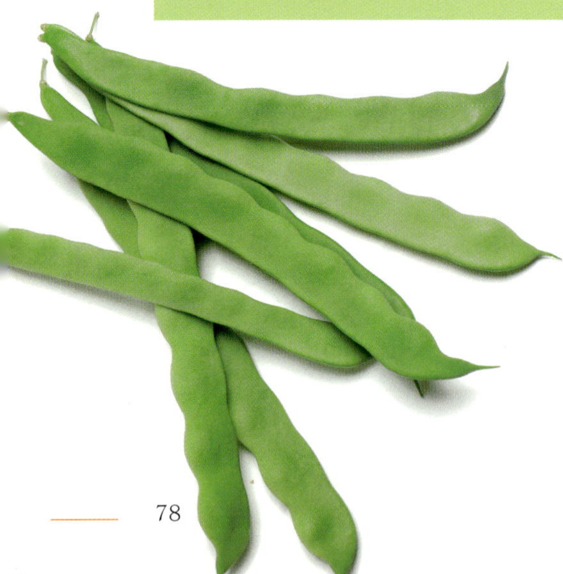

## Zubereitung

Die Zwiebel und die Knoblauchzehe schälen und fein hacken. Das Olivenöl in einem Topf erhitzen und die Zwiebel- und Knoblauchwürfel darin goldgelb andünsten. Den Reis dazugeben und unter Rühren glasig werden lassen.

Den Safran bzw. das Kurkuma in der Hühnerbrühe auflösen und zum Reis geben.

Den Reis bei geringer Hitze 30–40 Minuten quellen lassen. Falls nötig, noch etwas Flüssigkeit zugeben.

Inzwischen das Gemüse putzen, waschen und in kleine Stücke schneiden. Die Bohnen in wenig Wasser 3 Minuten blanchieren. Die Möhrenstücke und die Bohnen etwa 10 Minuten vor Ende der Garzeit des Reises zugeben. Den Lauch 5 Minuten vor Ende der Garzeit hinzufügen. Alles mit wenig Salz und viel Pfeffer kräftig abschmecken.

Den Mais zusammen mit den Krabben kurz vor dem Servieren unterheben. Die Paella mit der gewaschenen und fein gehackten Petersilie bestreut servieren.

**Eine Portion enthält:**

417 Kilokalorien/1743 Kilojoule
19 g Eiweiß
8 g Fett
61 g Kohlenhydrate
236 mg Harnsäure
11 g Ballaststoffe

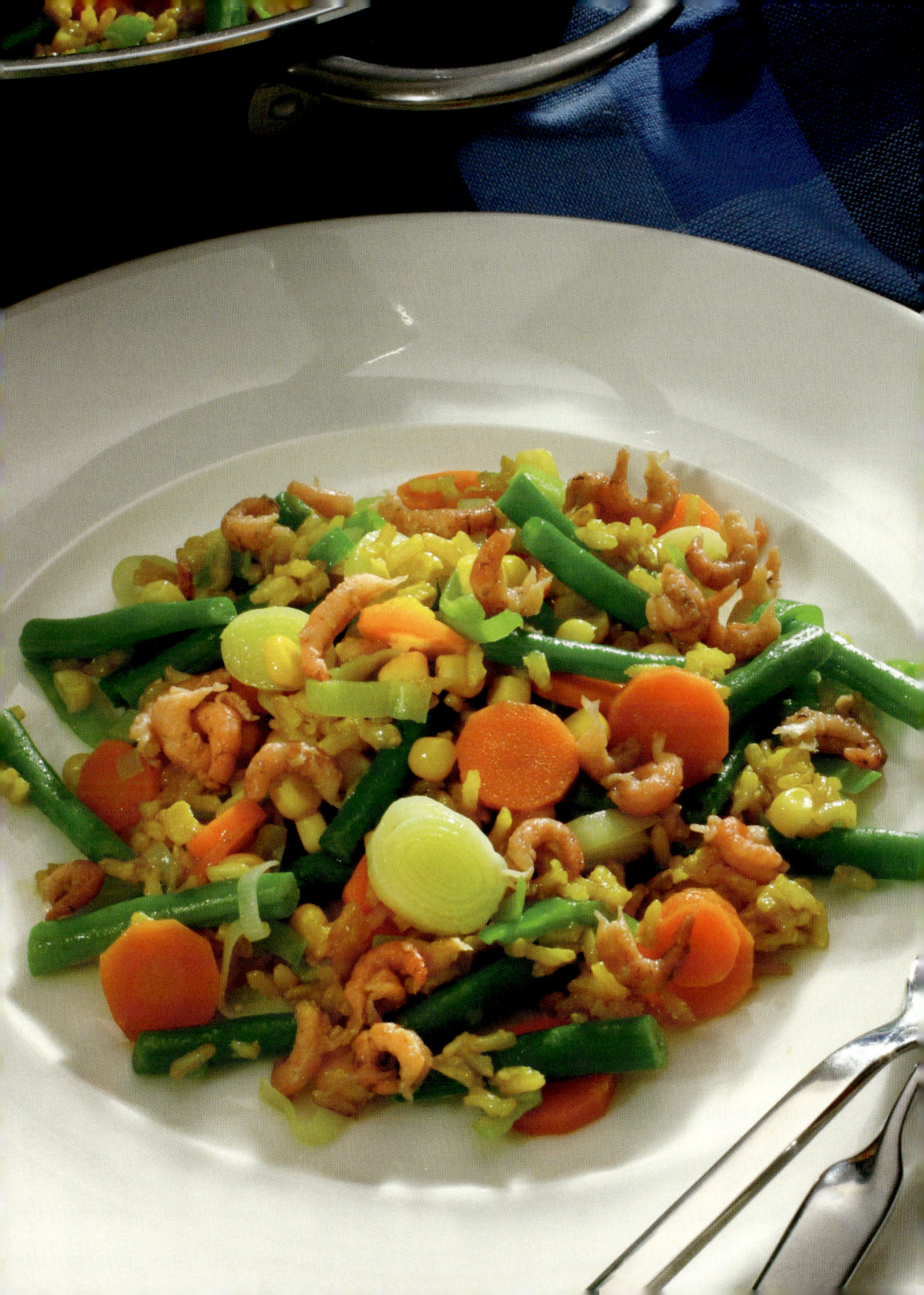

# Kabeljau mit Tomaten-Orangen-Sauce

| Zutaten für zwei Portionen | g |
|---|---|
| 2 Kabeljaufilets | 300 |
| Zitronensaft | |
| fluoridiertes Jodsalz | |
| 1 Zwiebel | 60 |
| 4 Tomaten | ca. 320 |
| 2 TL Sonnenblumenöl | 10 ml |
| 2 Orangen | 300 |
| 2 TL Orangenmarmelade | 30 |
| Tomatenstücke aus der Dose | 300 |
| gemahlener Pfeffer | |
| gekörnte Gemüsebrühe | |
| 2 TL Sesamkörner | 10 |
| 2 Scheiben Edamer, 30 % Fett i. Tr. | 60 |
| Paprikapulver | |

**Zubereitungszeit: 30 Minuten**
**Backzeit: circa 10 Minuten**

## Zubereitung

Das Fischfilet mit dem Zitronensaft beträufeln und leicht salzen.

Die Zwiebel schälen und würfeln. Die frischen Tomaten waschen, den Stielansatz entfernen und ebenfalls in kleine Würfel schneiden. Das Öl in einem Topf erhitzen und die Zwiebel- und Tomatenwürfel darin kurz andünsten.

Den Ofen auf 200 °C (Gas Stufe 3–4, Umluft 180 °C) vorheizen. Die Orangen auspressen. Den Saft mit der Orangenmarmelade und den Tomaten aus der Dose zu der Zwiebel-Tomatenmasse geben. Alles aufkochen lassen. Mit dem Pfeffer und der gekörnten Gemüsebrühe abschmecken. Das Fischfilet in die Sauce geben und 5 bis 10 Minuten gar ziehen lassen, jedoch nicht kochen.

Den Käse grob reiben oder in feine Streifen schneiden. Den Fisch mit der Tomaten-Orangen-Sauce in eine feuerfeste Auflaufform geben und mit dem geriebenen Käse und Paprikapulver bestreuen. Im Ofen auf mittlerer Schiene überbacken, bis der Käse geschmolzen ist.

Inzwischen die Sesamkörner in einer Pfanne ohne Fettzugabe anrösten. Vor dem Servieren über das überbackene Fischfilet geben.

**Eine Portion enthält:**

647 Kilokalorien/2705 Kilojoule
49 g Eiweiß
15 g Fett
68 g Kohlenhydrate
319 mg Harnsäure
12 g Ballaststoffe

*Tipps & Hinweise*

Die gekörnte Gemüsebrühe wird in diesem Rezept als Salzersatz verwendet.

Als Beilage eignet sich hervorragend ein Vollkornrisotto, welches auch mit dem trocken angerösteten Sesamsamen gemischt werden kann.

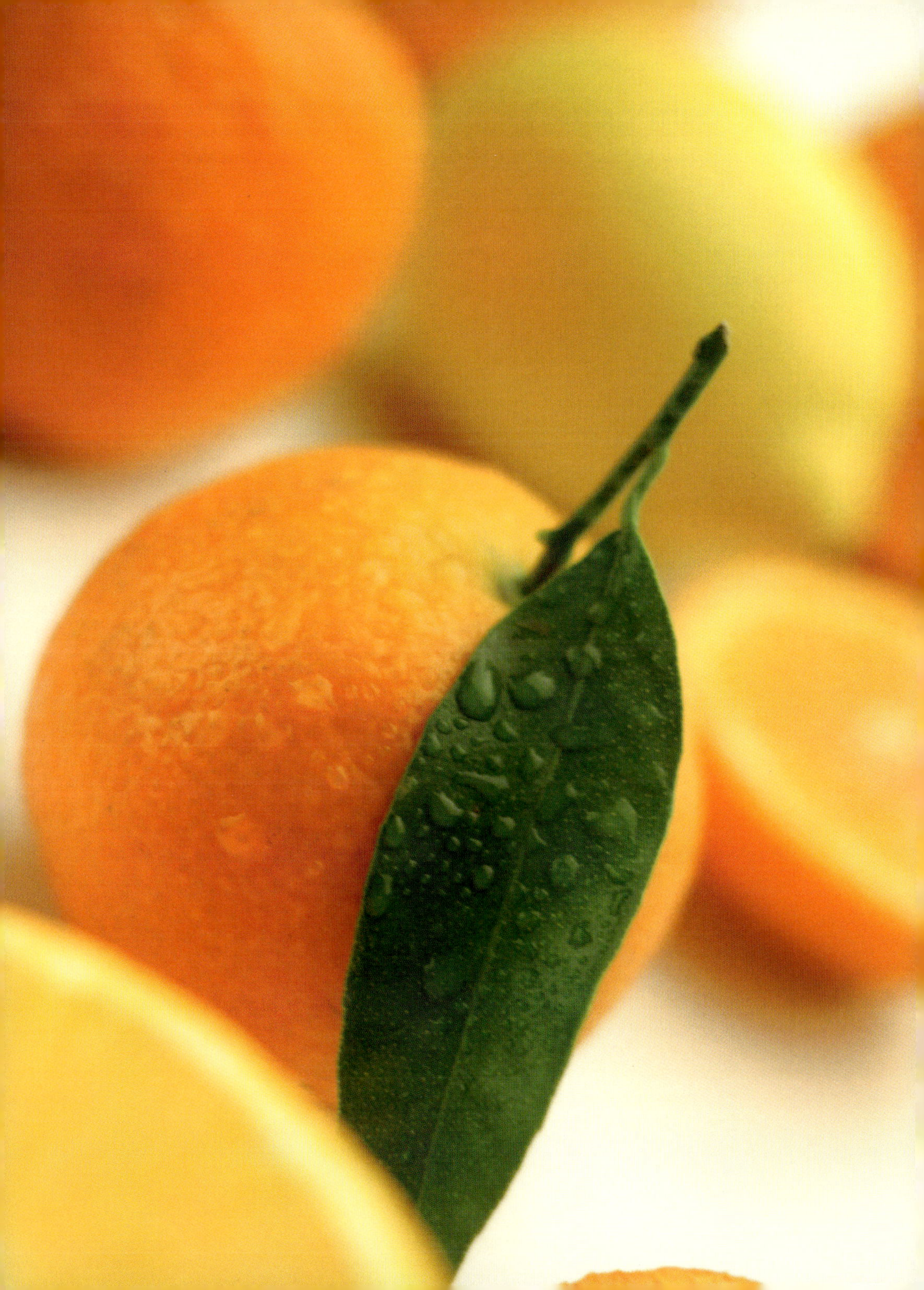

# Lachs im Spinat

| Zutaten für zwei Portionen | g |
|---|---|
| Lachsfilets | 200 |
| Zitronensaft | |
| fluoridiertes Jodsalz | |
| Blattspinat, frisch oder tiefgekühlt | 400 |
| 2 TL Walnussöl | 10 ml |
| 2 kleine Zwiebeln | 120 |
| 2 Knoblauchzehen | |
| 2 Kartoffeln | 160 |
| 2 Tomaten | 120 |
| geriebene Muskatnuss | |
| gemahlener Pfeffer | |

**Zubereitungszeit: 30 Minuten**
**Garzeit: max. 5 Minuten**

## Zubereitung

Den Lachs säubern, salzen und mit dem Zitronensaft beträufeln. Den Blattspinat waschen, gut abtropfen lassen und in grobe Stücke zerpflücken. Die Zwiebel und die Knoblauchzehe schälen und fein würfeln. Die Tomaten waschen, vom Stielansatz befreien und ebenfalls würfeln. Die Kartoffeln in Salzwasser bissfest garen, schälen und in kleine Stücke schneiden.

Das Öl in einer Pfanne erhitzen, den Lachs in Stücke zerteilen beidseitig kurz andünsten. Danach warm stellen.

In der Pfanne mit dem restlichen Bratfett nun die Zwiebeln und Knoblauchwürfel leicht andünsten. Dann die Tomaten dazugeben. Anschließend die vorgekochten Kartoffelwürfel beifügen und zum Schluss den Spinat zufügen. Unter ständigem vorsichtigem Wenden einige Minuten dünsten, so dass der Spinat noch bissfest ist.

Die Spinatpfanne würzen und mit den Lachsstücken in zwei tiefen Tellern anrichten.

**Eine Portion enthält:**

401 Kilokalorien/1676 Kilojoule
29 g Eiweiß
20 g Fett
20 g Kohlenhydrate
293 mg Harnsäure
9 g Ballaststoffe

*Tipps & Hinweise*

Sie können auch tiefgefrorenen Lachs verwenden. Eine besondere Note erhalten Sie, wenn Sie statt Zitronensaft Limettensaft verwenden.

Eine Delikatesse bereiten Sie zu, wenn Sie feine Streifchen von ungespritzter Limettenschale zum Lachs geben.

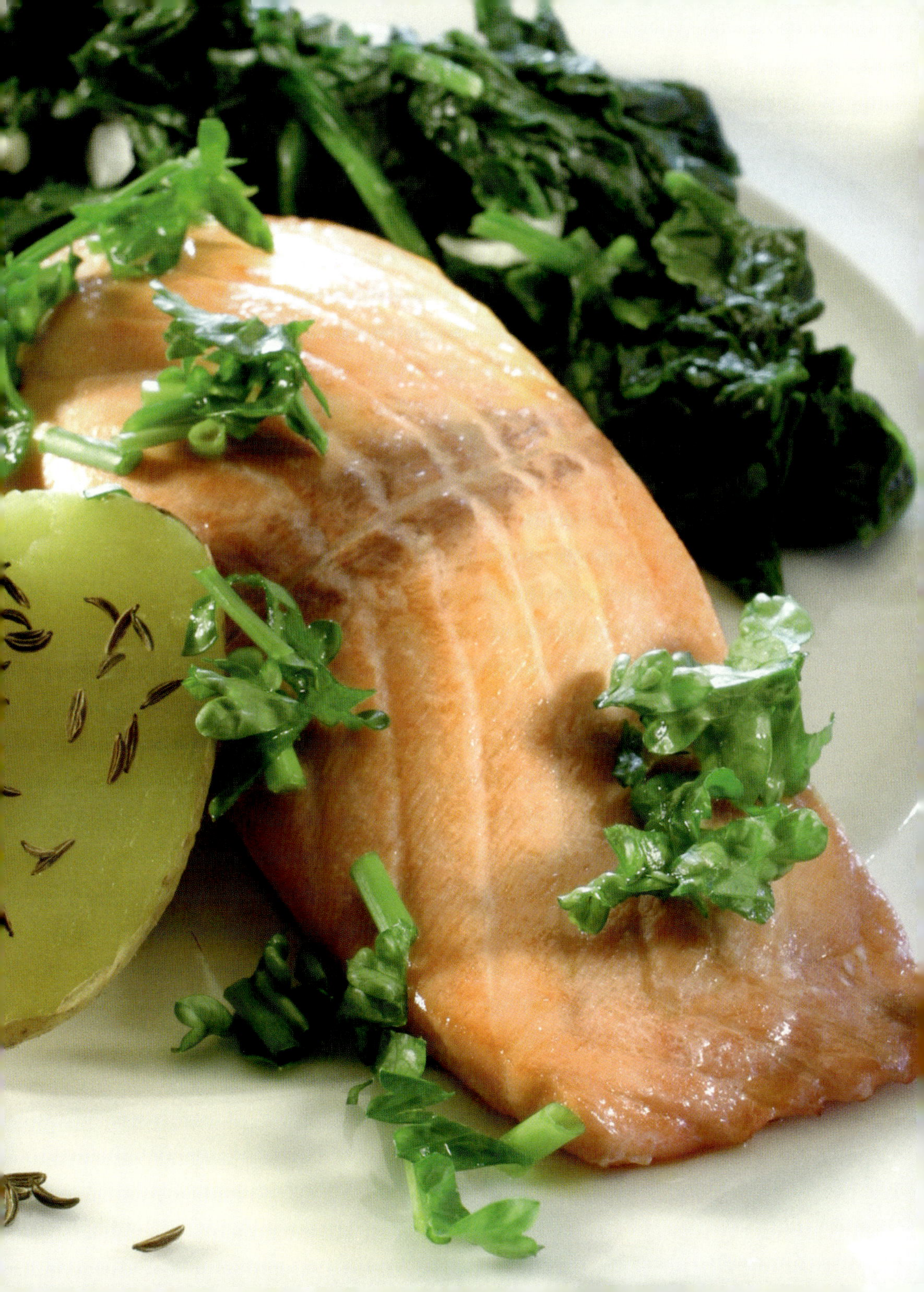

# Schollenfilet mit Champignons

| Zutaten für zwei Portionen | g |
|---|---|
| 2 Schollenfilets | 260 |
| Zitronensaft | |
| fluoridiertes Jodsalz | |
| 3–4 Möhren | 300 |
| 2 TL Zucker | 10 |
| 2 TL Butter | 10 |
| Champignons | 200 |
| gekörnte Gemüsebrühe | |
| grob gemahlener Pfeffer | |
| 2 EL saure Sahne | 30 |
| 1/2 Bund Schnittlauch | |
| 1/2 Bund glatte Petersilie | |

**Zubereitungszeit: 25 Minuten**
**Garzeit: 5 Minuten**

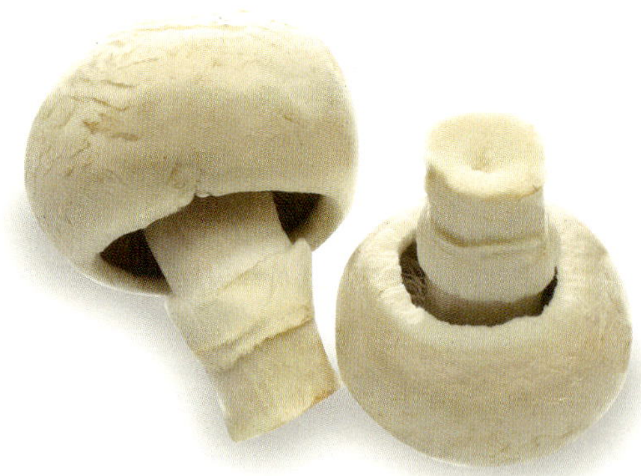

## Zubereitung

Das Fischfilet mit dem Zitronensaft, etwas Salz und Pfeffer einreiben und ziehen lassen. Die Möhren und Champignons waschen, putzen und klein- bzw. feinblättrig schneiden.

In einer beschichteten Pfanne die Butter erhitzen, die Möhren und den Zucker dazugeben und unter Rühren andünsten. Mit gekörnter Brühe und grob gemahlenem Pfeffer würzen. Die Fischfilets und die Champignons auf das Gemüsebett setzen und abgedeckt bei geringer Temperatur 4 bis 6 Minuten garen.

Nach Ende der Garzeit die Fischfilets herausnehmen und kurz warm stellen. Das Gemüse mit saurer Sahne und den gewaschenen, fein gehackten Kräutern verfeinern. Gegebenenfalls nochmals abschmecken.

**Eine Portion enthält:**

272 Kilokalorien/1137 Kilojoule
32 g Eiweiß
8 g Fett
15 g Kohlenhydrate
343 mg Harnsäure
8 g Ballaststoffe

*Tipps & Hinweise*

Schollenfilets sind preisgünstig auch als Tiefkühlware in vielen Geschäften erhältlich.

# Fischfilet im Gemüsebett

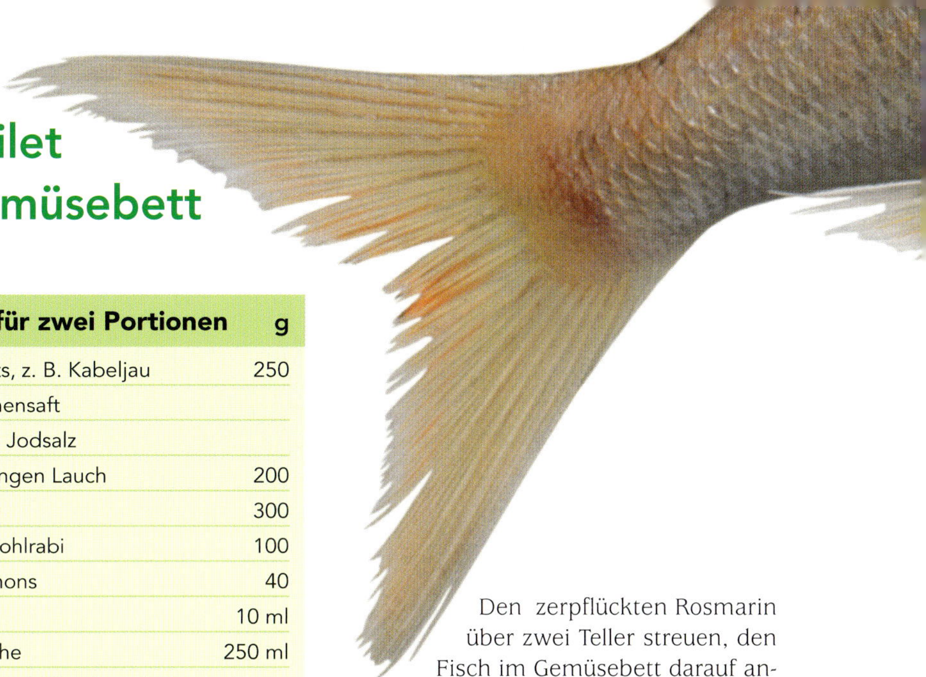

| Zutaten für zwei Portionen | g |
|---|---|
| Seefischfilets, z. B. Kabeljau | 250 |
| etwas Zitronensaft | |
| fluoridiertes Jodsalz | |
| 2 kleine Stangen Lauch | 200 |
| 3–4 Möhren | 300 |
| 1/2 kleiner Kohlrabi | 100 |
| 4 Champignons | 40 |
| 2 TL Sojaöl | 10 ml |
| Gemüsebrühe | 250 ml |
| Knoblauch nach Geschmack | |
| frische Rosmarinnadeln | |
| grob gemahlener roter Pfeffer | |

**Zubereitungszeit: 20 Minuten**
**Garzeit: max. 4 Minuten**

## Zubereitung

Das Gemüse waschen, putzen und ggf. schälen. Anschließend in feine Stifte bzw. die Champignons in dünne Scheiben schneiden. Das Öl in einem Topf erhitzen und das Gemüse darin andünsten. Mit der Gemüsebrühe aufgießen und kräftig abschmecken.

Den gesäuberten Fisch salzen und mit Zitronensaft beträufeln. In mundgerechte Stücke zerteilen und 3 bis 4 Minuten auf dem leicht köchelnden Gemüsebett garen.

Den zerpflückten Rosmarin über zwei Teller streuen, den Fisch im Gemüsebett darauf anrichten und mit grob gemahlenem, rotem Pfeffer bestreuen.

**Eine Portion enthält:**

248 Kilokalorien/1037 Kilojoule
30 g Eiweiß
6 g Fett
14 g Kohlenhydrate
206 mg Harnsäure
10 g Ballaststoffe

*Tipps & Hinweise*

Falls Sie ein wenig Weißwein zufügen möchten, sollten Sie beachten, dass Alkohol die Ausscheidung von Harnsäure hemmt. Alkohol „verfliegt“ jedoch, wenn er in den Speisen einige Minuten mitkocht. Fügen Sie nach Geschmack 1 bis 2 EL Weißwein der Gemüsebrühe zu.

# Puten-Gemüse-pfanne „Shanghai"

| Zutaten für zwei Portionen | g |
|---|---|
| Putenschnitzel | 200 |
| 1 Knoblauchzehe | |
| 2 TL Sojaöl | 10 ml |
| 1 EL Stärke | 10 |
| 2 EL Sojasauce | 10 ml |
| 6 EL Naturreis | 100 |
| gekörnte Gemüsebrühe | |
| 2 kleine Frühlingszwiebeln | 80 |
| 1 Möhre | 150 |
| 2 kleine Stangen Lauch | 200 |
| 1 rote Paprikaschote | 160 |
| 1 grüne Paprikaschote | 160 |
| 1 gelbe Paprikaschote | 160 |
| Ingwer | |
| Curry | |
| Paprika | |
| Kurkuma | |
| Cayennepfeffer | |
| 2 Sträußchen Petersilie | |

**Zubereitungszeit: 25 Minuten**
**Marinierzeit: 30 Minuten**
**Garzeit: 45 Minuten**

## Zubereitung

Das Putenschnitzel in dünne Streifen schneiden. Den Knoblauch schälen und durch eine Presse drücken. Das Sojaöl mit der Stärke und der Sojasoße glatt rühren und die Putenstreifen und den Knoblauch mit der Marinade vermischen. Das Fleisch etwa 30 Minuten ziehen lassen.

Den Reis 30 bis 45 Minuten in der Gemüsebrühe garen. Inzwischen das Gemüse waschen, putzen, ggf. schälen und in feine Streifen schneiden. Die Petersilie waschen, trockenschwenken und fein hacken.

Eine beschichte Pfanne ohne Fettzugabe erhitzen und die gut abgetropften Putenstreifen darin kurz scharf anbraten, herausnehmen und warm stellen. In dem verbleibenden Bratfett die klein geschnittenen Gemüsestreifen andünsten, mit der Sojasauce aufgießen und mit den Gewürzen abschmecken.

Den gegarten Naturreis zusammen mit den Putenstreifen unter das Gemüse heben und mit der Petersilie bestreut servieren.

**Eine Portion enthält:**

496 Kilokalorien/1998 Kilojoule
36 g Eiweiß
9 g Fett
60 g Kohlenhydrate
304 mg Harnsäure
14 g Ballaststoffe

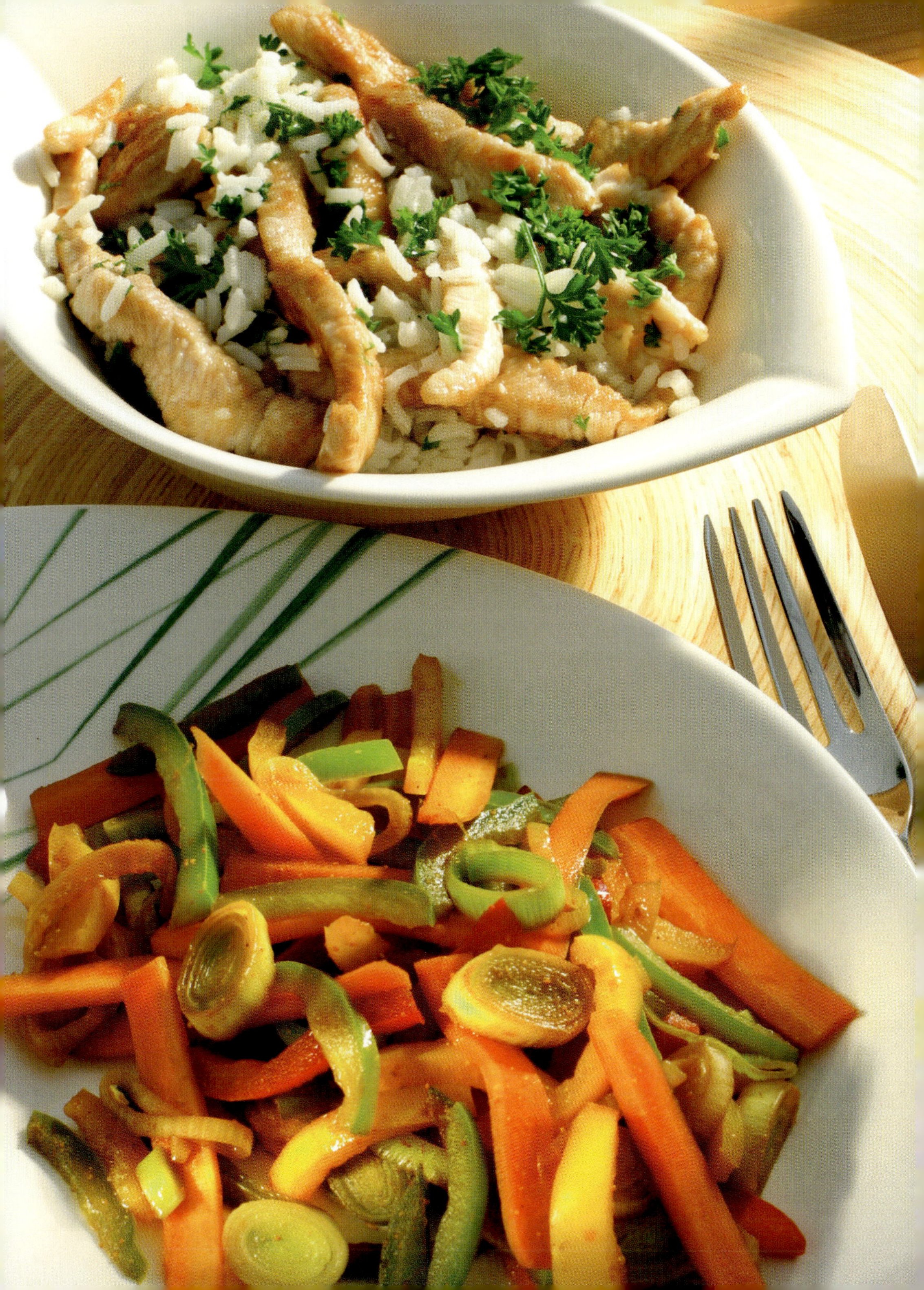

# Hackbraten

| Zutaten für vier Portionen | g |
|---|---|
| gemischtes Hackfleisch | 400 |
| 2 Zwiebeln | 120 |
| 1 Knoblauchzehe | |
| fluoridiertes Jodsalz | |
| grob gemahlener bunter Pfeffer | |
| Speisequark, 20 % Fett | 250 |
| Majoran | |
| Liebstöckel | |
| 1/2 Bund Schnittlauch | |
| 1/2 Bund Petersilie | |
| 2 Möhren | 150 |
| 1/2 Kohlrabi | 100 |
| 1 große Stange Lauch | 150 |
| 4 EL Haferflocken | 40 |

**Zubereitungszeit: 25 Minuten**
**Garzeit: 45 Minuten**

## Zubereitung

Die Zwiebeln und die Knoblauchzehe schälen und fein würfeln. Die Kräuter waschen und fein hacken. Das Hackfleisch mit dem Quark, den Zwiebeln und Knoblauch sowie den Gewürzen und Kräutern gut vermischen.

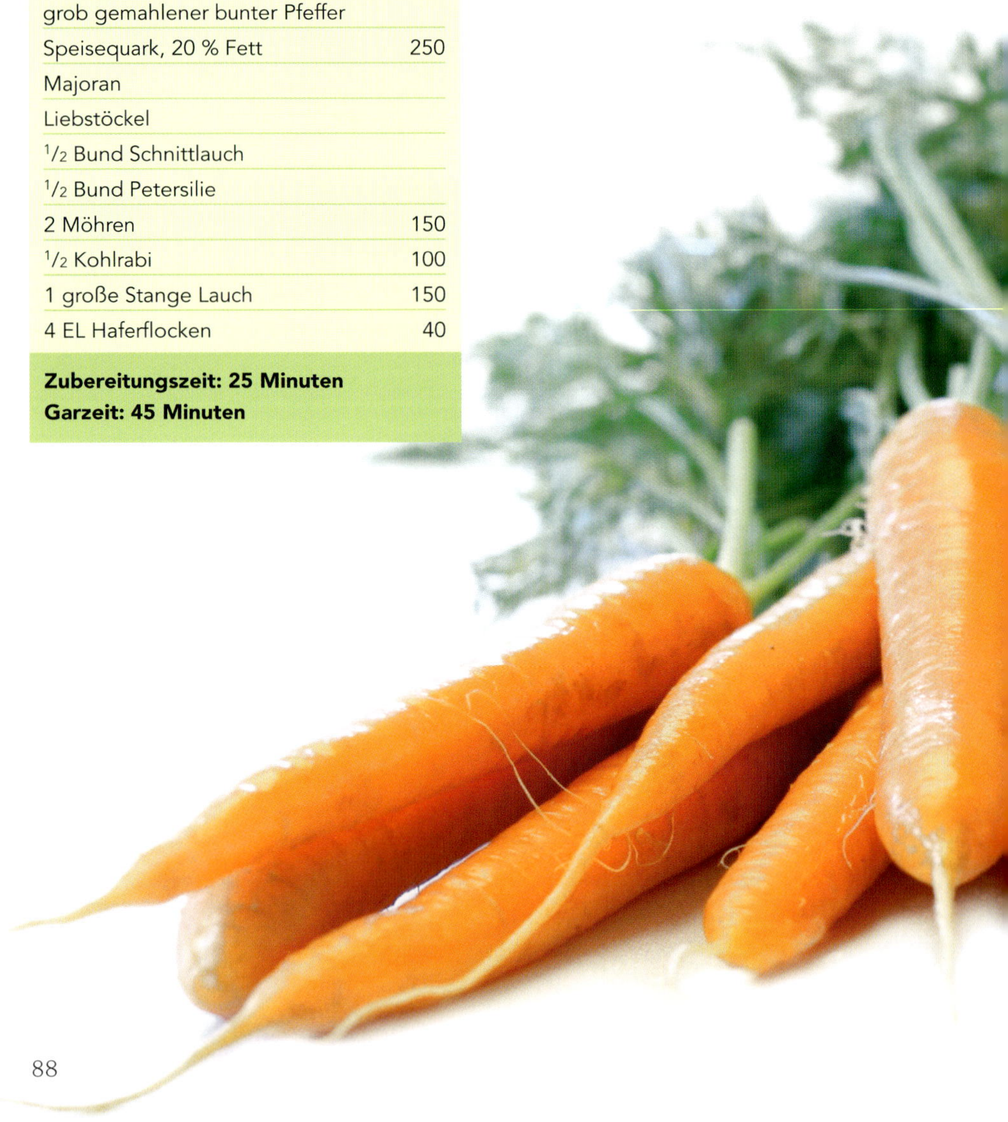

Das Gemüse waschen, putzen, ggf. schälen und mit Ausnahme des Lauchs fein hobeln. Zusammen mit den Haferflocken zum Hackfleischteig geben. Die Mischung gut durchkneten.

Eine Kastenform mit Backpapier auslegen. Den Backofen auf 200 °C (Gas Stufe 3–4, Umluft 180 °C) vorheizen. Die Form mit einer dünnen Lage Hackfleischteig auslegen, die gesäuberte Lauchstange darauf legen und mit der restlichen Hackfleischmischung bedecken. Im Backofen bei 200 °C in etwa 40 bis 45 Minuten backen.

**Eine Portion enthält:**

467 Kilokalorien/1952 Kilojoule
30 g Eiweiß
28 g Fett
16 g Kohlenhydrate
175 mg Harnsäure
5 g Ballaststoffe

## *Tipps & Hinweise*

Alternativ können Sie auch geriebenen Parmesankäse, Mozzarellawürfel, Schafskäse oder vorgegarte Getreidekörner unter den Teig mischen.

Schnittlauch lässt sich ganz einfach mit einer Küchenschere in schmale Röllchen schneiden.

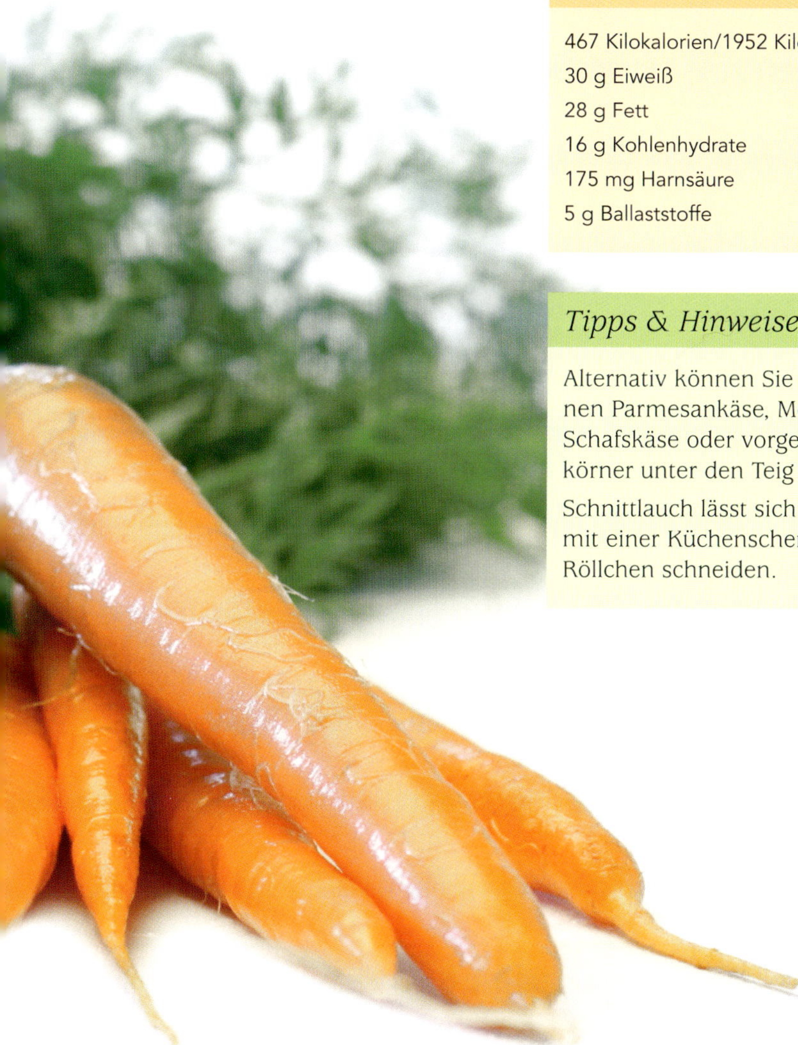

# Zigeunergulasch

| Zutaten für zwei Portionen | g |
|---|---|
| Rinderfilet | 160 |
| 2 TL Sonnenblumenöl | 10 ml |
| 2 rote Paprikaschoten | 320 |
| 2 gelbe Paprikaschoten | 320 |
| 2 Zwiebeln | 160 |
| 2 Knoblauchzehen | |
| 2 Fleischtomaten | 300 |
| 2 kleine eingelegte Peperoni | |
| 2 EL Tomatenmark | 40 |
| 1 Tasse Tomatensaft | 125 |
| fluoridiertes Jodsalz | |
| Cayennepfeffer, Paprika, Pfeffer | |
| **Zubereitungszeit: 25 Minuten** | |

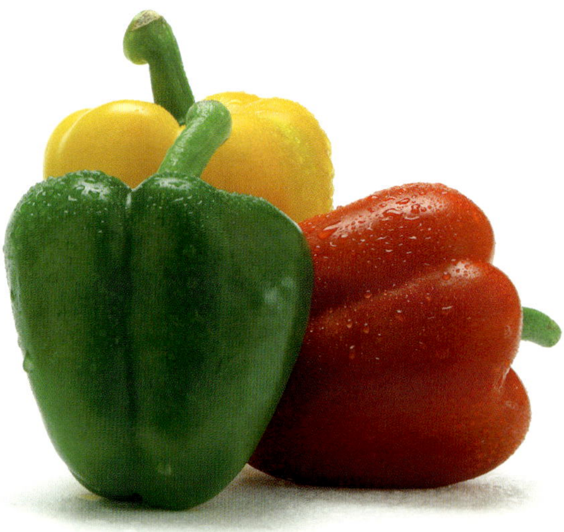

## Zubereitung

Die Zwiebeln und die Knoblauchzehe schälen und fein würfeln. Das Gemüse waschen, putzen und in kleine Stücke schneiden. Das Rinderfilet in feine Streifen schneiden. Das Öl in einer Pfanne erhitzen und die Fleischstreifen darin scharf anbraten.

Die Zwiebel- und Knoblauchwürfel sowie das Tomatenmark zum Fleisch geben und nochmals kräftig anbraten. Mit dem Tomatensaft ablöschen und das Gemüse sowie die kleingeschnittene Peperoni hinzugeben. Mit den Gewürzen kräftig abschmecken und abgedeckt auf kleiner Flamme etwa 5 Minuten köcheln lassen. Wenn nötig, noch etwas Gemüsebrühe angießen.

**Eine Portion enthält:**

338 Kilokalorien/1413 Kilojoule
25 g Eiweiß
11 g Fett
29 g Kohlenhydrate
218 mg Harnsäure
14 g Ballaststoffe

### *Tipps & Hinweise*

Dazu passen Tomatenreis (Rezept Seite 72) oder Pellkartoffeln und ein frischer grüner Blattsalat.

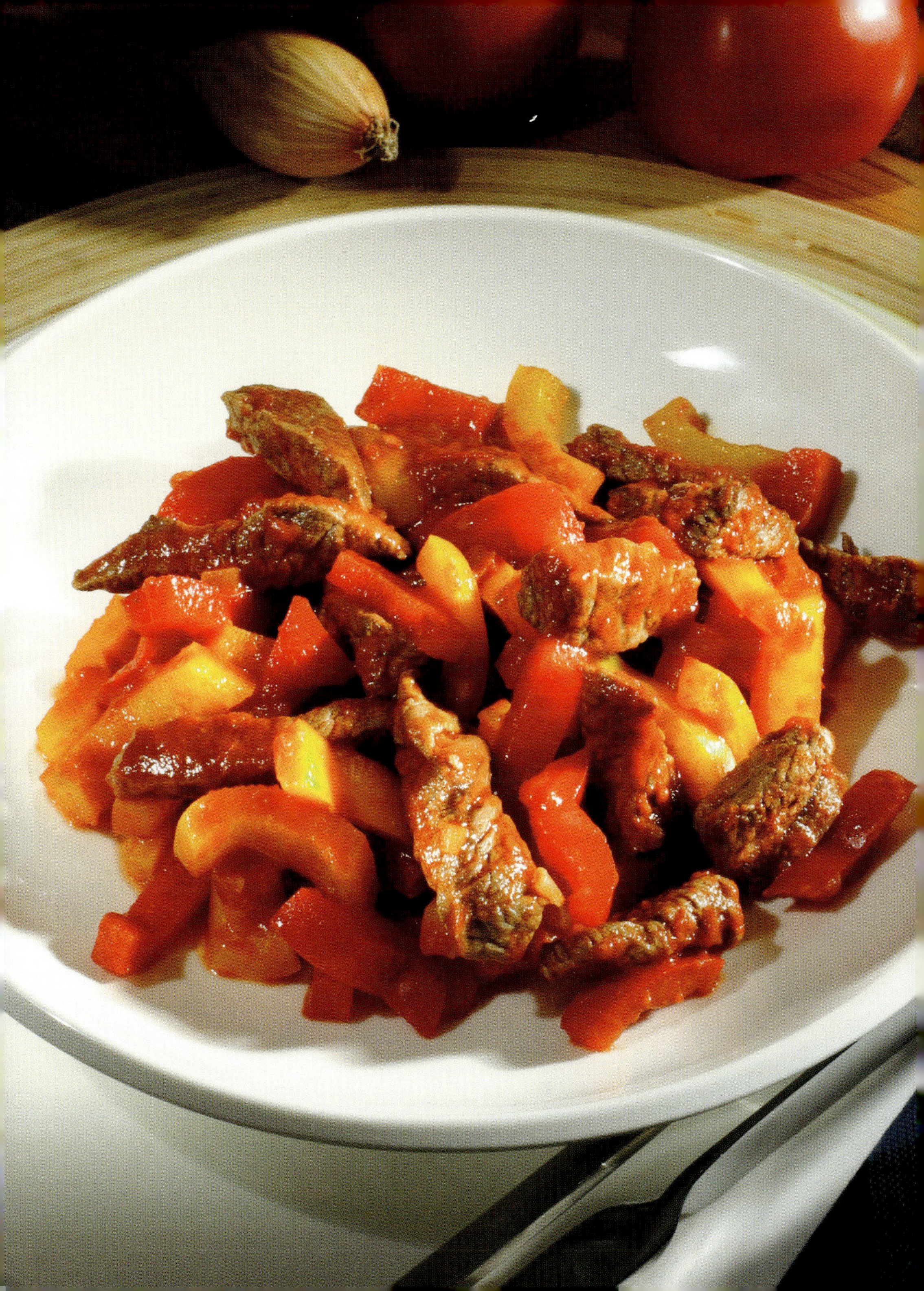

# Gemüsespaghetti

| Zutaten für zwei Portionen | g |
|---|---|
| 1 Zwiebel | ca. 80 |
| 1 kleine Knoblauchzehe | |
| 2 Tomaten | 160 |
| Spaghetti (ohne Ei) | 200 |
| Broccoli | 200 |
| Gemüsebrühe | 250 ml |
| 2 TL Olivenöl | 10 ml |
| 2 TL Tomatenmark | 10 |
| fluoridiertes Jodsalz | |
| grob gemahlener Pfeffer | |
| Cayennepfeffer | |
| 4 EL Mais, aus der Dose oder tiefgekühlt | 100 |
| frische Basilikumblätter | |
| frische Salbeiblätter | |
| 2 TL Parmesankäse | 10 |

**Zubereitungszeit: 20 Minuten**
**Kochzeit: ca. 20 Minuten**

**Eine Portion enthält:**

535 Kilokalorien/2236 Kilojoule
19 g Eiweiß
8 g Fett
90 g Kohlenhydrate
182 mg Harnsäure
12 g Ballaststoffe

## Zubereitung

Die Zwiebel und die Knoblauchzehe abziehen und würfeln. Die Tomate waschen, halbieren, die Stielansätze entfernen und in kleine Würfel schneiden.

Einen großen Topf mit Wasser zum Kochen bringen und die Spaghetti bissfest garen.

Inzwischen den Broccoli in wenig Gemüsebrühe kurz blanchieren. Das Olivenöl erhitzen und die Zwiebel- und Knoblauchwürfel darin andünsten. Die Tomatenwürfel dazugeben und etwa 5 Minuten mitdünsten. Das Tomatenmark hinzufügen und gut verrühren. Die Broccoliröschen dazugeben, mit der Gemüsebrühe aufgießen und mit wenig Salz, Pfeffer und Cayennepfeffer abschmecken. Für etwa 5 Minuten köcheln lassen, so dass der Broccoli noch Biss hat.

Die gegarten Spaghetti in ein Sieb schütten und abtropfen lassen. Dann in tiefen Tellern anrichten und mit der Sauce überziehen. Den Mais, die gewaschenen und fein gehackten Salbei- und Basilikumblätter sowie den geriebenen Parmesan darüber streuen.

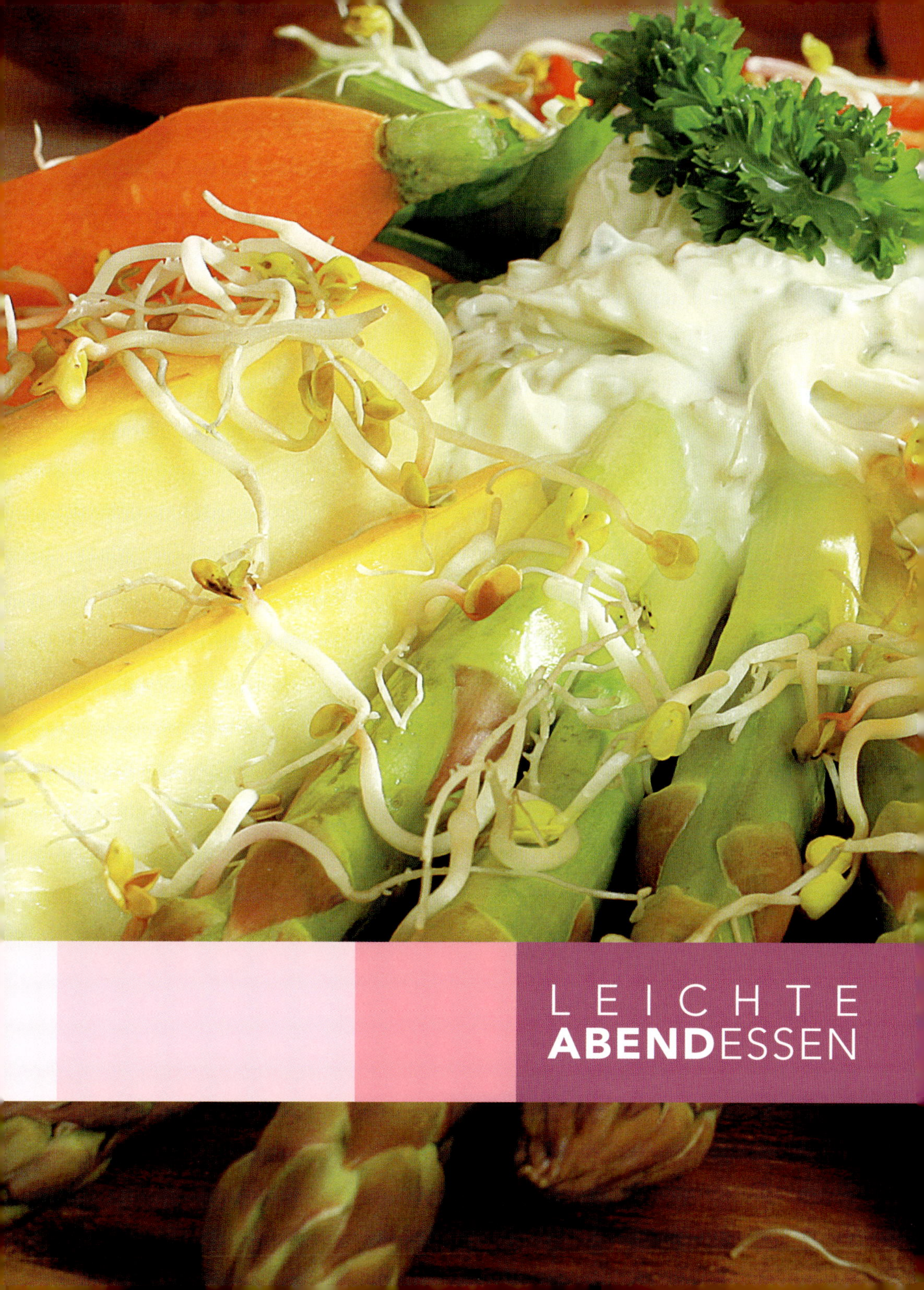

# LEICHTE ABENDESSEN

**Wenn Sie mittags fleischlos gegessen haben, dürfen Sie abends auch ein bis zwei Scheiben Wurst essen. Besser ist aber die kreative Küche mit selbst zubereiteten Aufstrichen und Cremes, die auch als Dip für Gemüse oder Pellkartoffeln Geschmack und Abwechslung bringen. Zum getoasteten Vollkornbrot oder -brötchen passt zudem bestens ein knackiger, frischer Salat, ein Rohkostteller oder ein Gazpacho. Die enthaltenen Ballaststoffe sorgen für eine angenehme und lang anhaltende Sättigung.**

# Chicoréesalat „Malteser Art"

| Zutaten für zwei Portionen | g |
|---|---|
| *Für den Salat:* | |
| Chicorée | 200 |
| 2 Orangen | 300 |
| 1 Zwiebel | 60 |
| Schafskäse | ca. 60 |
| 4 schwarze Oliven | 12 |
| *Für das Dressing:* | |
| 2 TL Olivenöl | 10 ml |
| 2 TL Zitronensaft | 10 ml |
| fluoridiertes Jodsalz | |
| Pfeffer | |
| flüssiger Süßstoff | |
| 1/2 Bund Schnittlauch | |
| **Zubereitungszeit: 20 Minuten** | |

## Zubereitung

Den Chicorée putzen, waschen und in schmale Streifen schneiden. Die Orange schälen und in kleine Stücke schneiden. Die Zwiebel schälen und fein würfeln. Den Schafskäse und die entkernten Oliven in feine Würfel schneiden. Alles miteinander vermengen.

Aus dem Öl, dem Zitronensaft, wenig Salz und Pfeffer ein Dressing herstellen. Nach Belieben mit flüssigem Süßstoff süßen.

Das Dressing über den Salat geben, alles gut miteinander vermengen. Den gewaschenen und fein geschnittenen Schnittlauch darüber streuen und servieren.

| Eine Portion enthält: |
| --- |
| 233 Kilokalorien/974 Kilojoule |
| 8 g Eiweiß |
| 13 g Fett |
| 18 g Kohlenhydrate |
| 60 mg Harnsäure |
| 5 g Ballaststoffe |

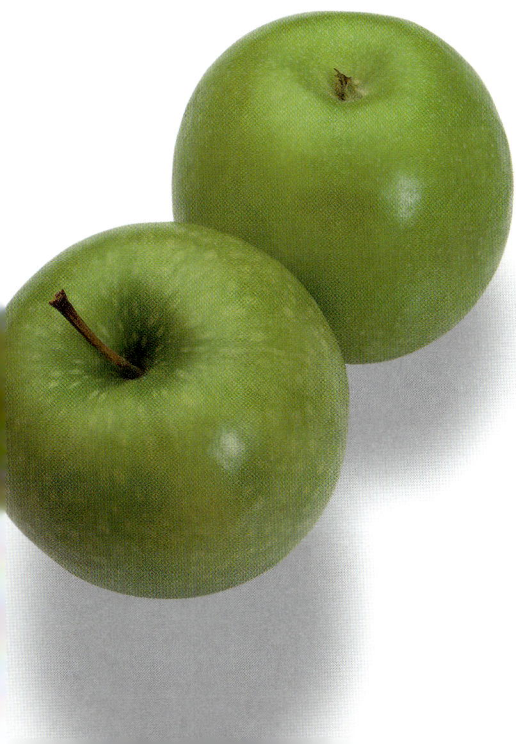

# Lauch-Apfel-Salat

| Zutaten für zwei Portionen | g |
| --- | --- |
| 1 Stange Lauch | |
| 2 Äpfel | 200 |
| 2 EL Zitronensaft | 20 ml |
| *Für das Dressing:* | |
| 1 Becher Naturjoghurt 1,5 % Fett | 150 |
| fluoridiertes Jodsalz | |
| gemahlener Pfeffer | |
| flüssiger Süßstoff nach Belieben | |
| 2 Zweige frischer Dill | |
| **Zubereitungszeit: 20 Minuten** | |

## Zubereitung

Den Lauch putzen, waschen und in schmale Ringe schneiden. Den Apfel waschen, halbieren, das Kerngehäuse entfernen und in kleine Würfel schneiden. Sofort mit dem Zitronensaft beträufeln.

Aus Joghurt, Salz, Pfeffer und Süßstoff ein Dressing zubereiten und mit den Lauch- und Apfelstücken vermischen. Den Dill waschen, fein hacken und den Salat damit bestreuen.

| Eine Portion enthält: |
| --- |
| 124 Kilokalorien/518 Kilojoule |
| 6 g Eiweiß |
| 2 g Fett |
| 19 g Kohlenhydrate |
| 84 mg Harnsäure |
| 5 g Ballaststoffe |

# Griechischer Salat

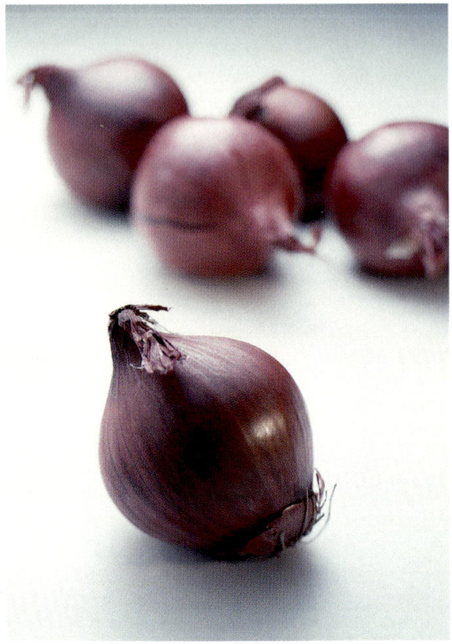

| Zutaten für zwei Portionen | g |
|---|---|
| *Für den Salat:* | |
| 4 Tomaten | ca. 320 |
| 1 kleine Salatgurke | ca. 300 |
| 1 rote Paprikaschote | 160 |
| 2 Sträußchen Petersilie | |
| Schafskäse, 45 % Fett i. Tr. | 100 |
| 1 kleine blaue Zwiebel | 60 |
| *Für das Dressing:* | |
| 1 Knoblauchzehe | |
| 2 TL Olivenöl | 10 ml |
| Balsamicoessig | |
| fluoridiertes Jodsalz | |
| grob gemahlener Pfeffer | |
| Oregano | |
| Thymian | |
| **Zubereitungszeit: 15 Minuten** | |

| Eine Portion enthält: |
|---|
| 238 Kilokalorien/953 Kilojoule |
| 12 g Eiweiß |
| 15 g Fett |
| 12 g Kohlenhydrate |
| 60 mg Harnsäure |
| 7 g Ballaststoffe |

## Zubereitung

Die Tomaten waschen, den Stielansatz entfernen und in Stücke schneiden. Die Gurke und die Paprika waschen, putzen und in Stücke bzw. Streifen schneiden. Die Zwiebel schälen und in feine Streifen schneiden sowie die Petersilie waschen, trockenschwenken und grob hacken. Den Schafskäse in Stücke schneiden.

Aus den restlichen Zutaten ein Dressing herstellen. In einer großen Schüssel alle Zutaten gut miteinander vermengen.

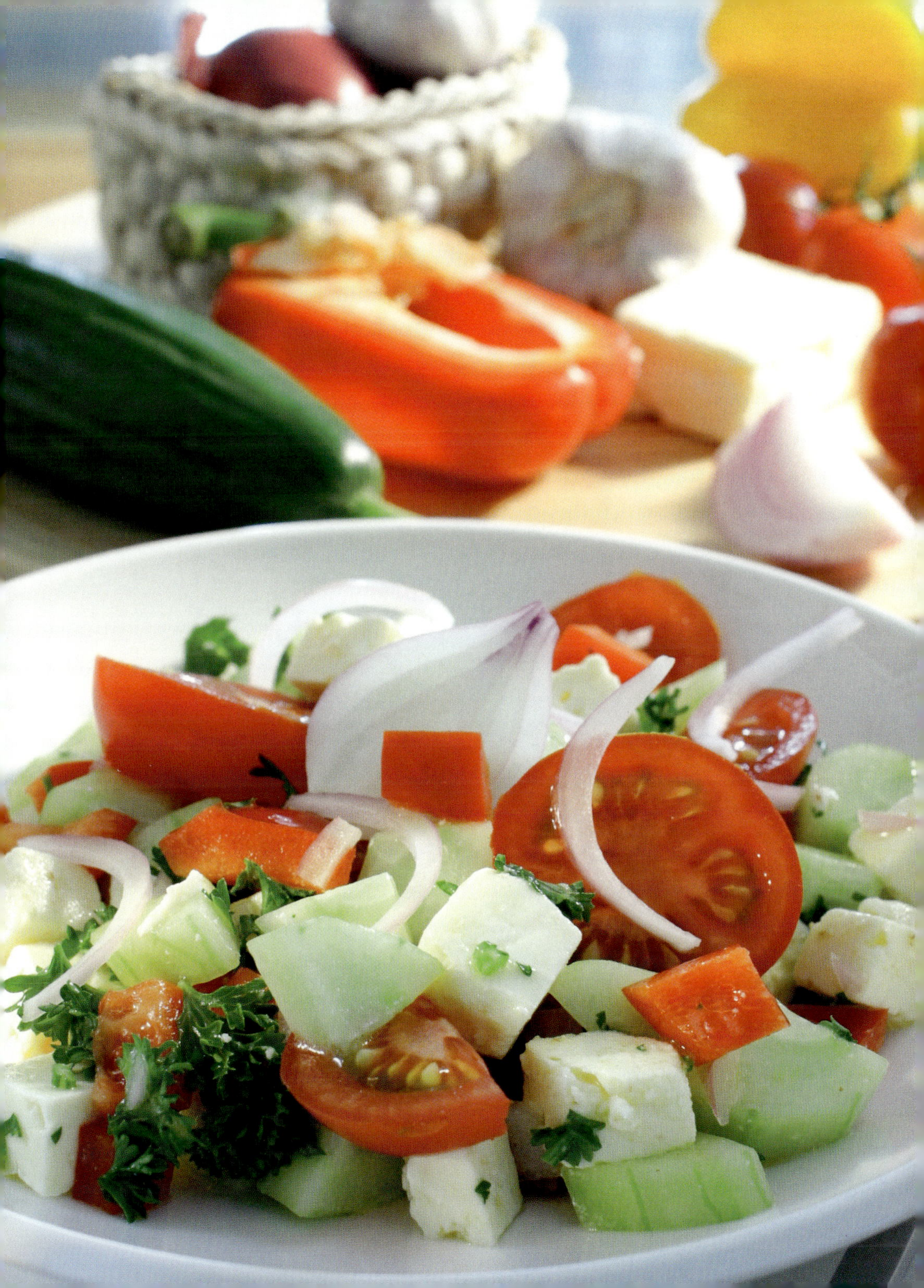

# Möhren-Weißkohl-Frischkost

| Zutaten für zwei Portionen | g |
|---|---|
| 1 Becher Naturjoghurt, 1,5 % Fett | 150 |
| Essig | |
| Pfeffer | |
| fluoridiertes Jodsalz | |
| 1/2 kleiner Weißkohl | 140 |
| 2 Möhren | 160 |
| etwas frischer Kerbel | |

**Zubereitungszeit: 15 Minuten**
**Ruhezeit: 15 Minuten**

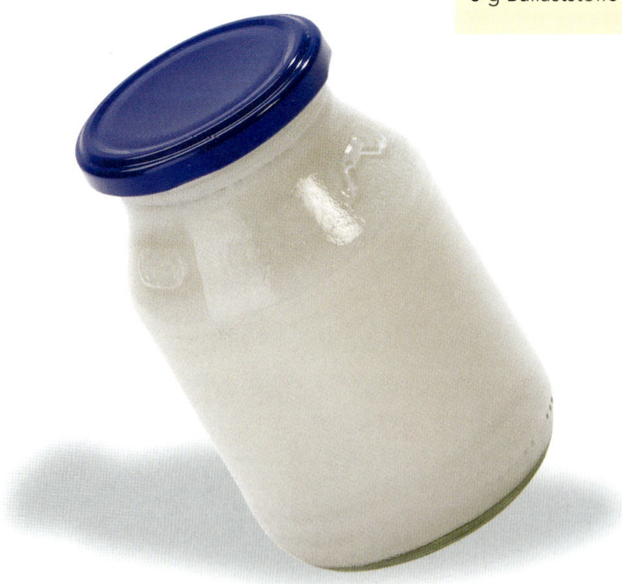

## Zubereitung

Den Joghurt mit etwas Essig, Pfeffer und Salz zu einem Dressing verrühren.

Den Weißkohl waschen, sehr fein hobeln und mit wenig Salz verkneten. Dann etwa 15 Minuten ziehen lassen.

Die Möhre unterdessen waschen, schälen und grob raspeln. Die Möhrenraspel und den Weißkohl unter das Dressing mischen und mit den Kerbelblättchen garnieren.

**Eine Portion enthält:**

73 Kilokalorien/305 Kilojoule
4 g Eiweiß
1 g Fett
10 g Kohlenhydrate
26 mg Harnsäure
5 g Ballaststoffe

# Bunter Hähnchen-salat

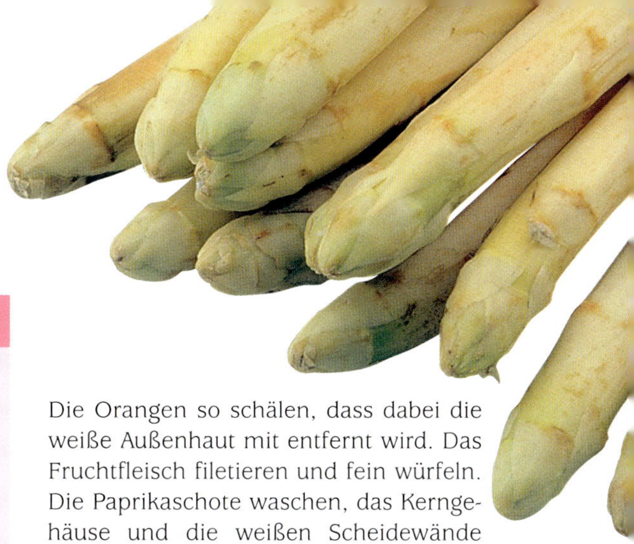

| Zutaten für zwei Portionen | g |
|---|---|
| *Für den Salat:* | |
| 2 Hähnchenkeulen (mit Knochen und Haut) | 300 |
| 2 Zwiebeln | 120 |
| 1 Lorbeerblatt | |
| 2 Wacholderbeeren | |
| 2 Orangen | 300 |
| 1 rote Paprikaschote | 160 |
| 3 EL Spargelstücke aus der Dose | 80 |
| *Für die Marinade:* | |
| Spargelsaft | 100 ml |
| 2 TL Essig | |
| Curry | |
| 1 Becher Naturjoghurt | 150 |
| fluoridiertes Jodsalz | |
| Pfeffer | |
| Worchestersauce | |
| 1/2 Bund Schnittlauch | |

**Zubereitungszeit: 35 Minuten**
**Kochzeit: 30 Minuten**
**Marinierzeit: 1 Stunde**

## Zubereitung

Einen Topf mit Wasser zum Kochen bringen. Eine abgezogene Zwiebel mit dem Lorbeerblatt und den Wacholderbeeren dazugeben. Die Hähnchenkeulen in das kochende Wasser geben und in etwa 30 Minuten garen.

Die Orangen so schälen, dass dabei die weiße Außenhaut mit entfernt wird. Das Fruchtfleisch filetieren und fein würfeln. Die Paprikaschote waschen, das Kerngehäuse und die weißen Scheidewände entfernen. Die zweite Zwiebel abziehen und fein hacken. Den Spargel abtropfen lassen – dabei den Saft auffangen – und in kleine Stücke schneiden. Die Zutaten miteinander vermengen.

Die Hähnchenkeulen nach Ende der Garzeit aus dem Topf nehmen, die Haut abziehen, das Fleisch von den Knochen lösen und in Würfel schneiden.

Den Spargelsaft mit Essig, Curry und Joghurt verrühren. Mit wenig Salz, reichlich Pfeffer und Worchestersauce abschmecken. Die Marinade mit den Salatzutaten vermengen und den Salat etwa eine Stunde ziehen lassen. Vor dem Servieren mit Schnittlauch bestreuen.

**Eine Portion enthält:**

336 Kilokalorien/1405 Kilojoule
30 g Eiweiß
11 g Fett
26 g Kohlenhydrate
210 mg Harnsäure
8 g Ballaststoffe

# Herbstsalat

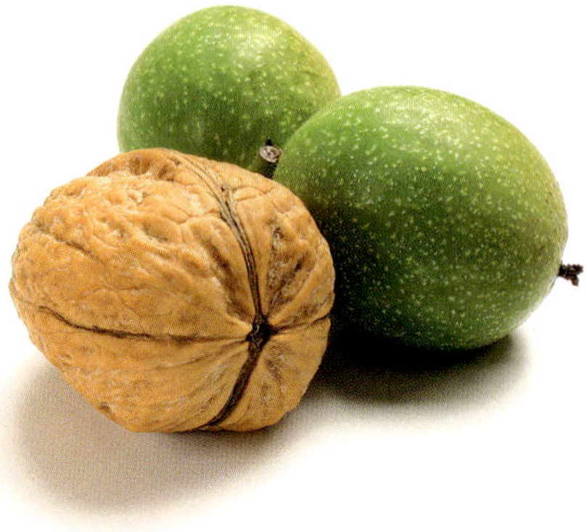

| Zutaten für zwei Portionen | g |
|---|---|
| 2 TL Walnussöl | 10 ml |
| 2 TL Essig | 10 ml |
| fluoridiertes Jodsalz | |
| gemahlener Pfeffer | |
| 1 Zwiebel | 60 |
| 1 Knoblauchzehe | |
| Feldsalat | 100 |
| 2 Tomaten | 120 |
| 2 EL Schnittlauchröllchen | 10 |
| **Zubereitungszeit: 15 Minuten** | |

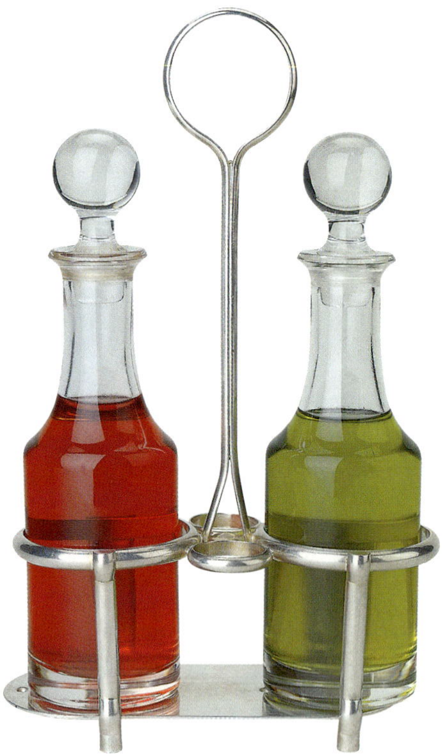

## Zubereitung

Mit dem Schneebesen aus Öl, Essig, Pfeffer und wenig Salz ein Dressing herstellen. Die Zwiebel und die Knoblauchzehe schälen, fein hacken und unter das Dressing mischen.

Den Salat putzen, waschen und trockenschleudern. Die Tomaten waschen, halbieren, den Stielansatz entfernen und das Fruchtfleisch würfeln.

Den Feldsalat mit den Tomatenwürfeln unter das Dressing mischen, auf einem Teller anrichten und mit den Schnittlauchröllchen bestreuen.

**Eine Portion enthält:**

- 71 Kilokalorien/297 Kilojoule
- 2 g Eiweiß
- 5 g Fett
- 4 g Kohlenhydrate
- 24 mg Harnsäure
- 2 g Ballaststoffe

# Großer Rohkost-teller

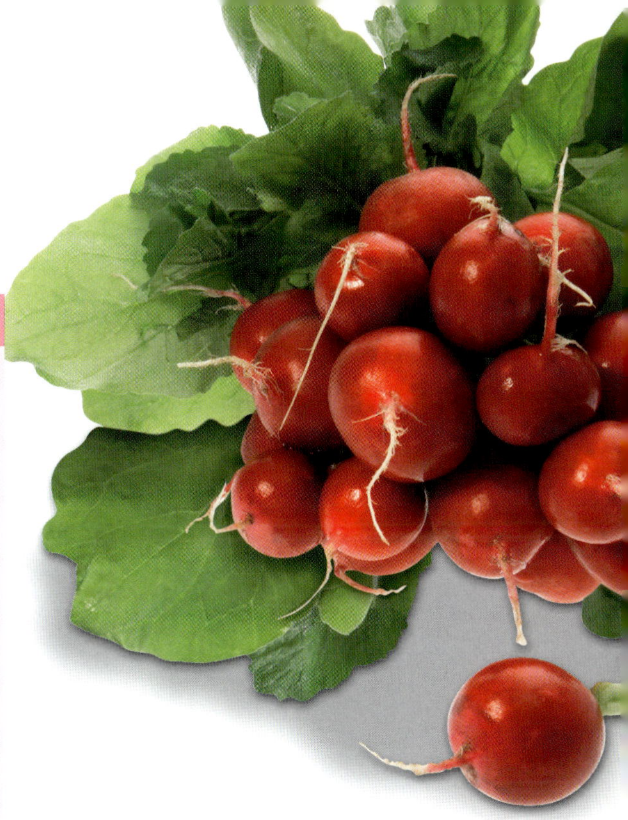

| Zutaten für zwei Portionen | g |
|---|---|
| *Für den Salat:* | |
| Blattsalate, z. B. Lollo Rosso, Radiccio, Feldsalat | 150 |
| 8 Blätter Chicorée | 100 |
| 2 Frühlingszwiebeln | 40 |
| 10 Radieschen | 80 |
| 2 Tomaten | 120 |
| 1 Zwiebel | 60 |
| 1/2 Salatgurke | 200 |
| *Für das Dressing:* | |
| 2 EL Olivenöl | 30 ml |
| 2 EL Himbeeressig | 30 ml |
| 2 TL Senf | 10 |
| gemahlener Pfeffer | |
| 1 TL Zucker oder einige Spritzer Süßstoff | |
| fluoridiertes Jodsalz | |
| Kerbelblättchen | |
| **Zubereitungszeit: 20 Minuten** | |

## Zubereitung

Die Salatzutaten putzen, waschen und ggf. schälen. Die Zwiebeln fein würfeln, alles andere in mundgerechte Stück teilen.

Für das Dressing die Zutaten mit einem Schneebesen verquirlen und kräftig abschmecken. Nach Belieben etwas Wasser zufügen.

Die Salatzutaten mit dem Dressing in einer großen Schüssel mischen. Die fertige Rohkost auf zwei großen Tellern anrichten und mit Kerbelblättchen garniert servieren.

**Eine Portion enthält:**

232 Kilokalorien/970 Kilojoule
5 g Eiweiß
16 g Fett
15 g Kohlenhydrate
62 mg Harnsäure
7 g Ballaststoffe

# Marinierter Mozzarella mit Tomaten

| Zutaten für zwei Portionen | g |
|---|---|
| 1 Kugel Mozzarella | 130 |
| 1 rote Zwiebel | 60 |
| 1 weiße Zwiebel | 60 |
| 1 Knoblauchzehe | |
| je einige Zweige Basilikum, Oregano, Thymian, Majoran, Petersilie, Schnittlauch | |
| 2 EL Olivenöl | 30 ml |
| 4 EL Balsamicoessig | 30 ml |
| Zitronensaft | |
| Süßstoff nach Belieben | |
| fluoridiertes Jodsalz | |
| gemahlener Pfeffer | |
| 2 große Fleischtomaten | 300 |

**Zubereitungszeit: 20 Minuten**
**Marinierzeit: 4 Stunden**

## Zubereitung

Den Mozzarella in dünne Scheiben schneiden. Die Zwiebel und den Knoblauch schälen und fein würfeln. Die Kräuter waschen, trockenschwenken und ebenfalls fein hacken. Einige Basilikumblättchen beiseite legen.

Das Olivenöl, den Balsamicoessig, etwas Zitronensaft, wenig Salz, Pfeffer sowie die Kräuter und die Zwiebel- und Knoblauchwürfel miteinander vermengen. Mit einigen Spritzern Süßstoff abschmecken und über die Mozzarellascheiben gießen. Abgedeckt bei Zimmertemperatur vier Stunden ziehen lassen.

Vor dem Servieren die Tomate waschen, halbieren, den Stielansatz herausschneiden und in Scheiben schneiden. Tomatenscheiben zusammen mit dem Mozzarella fächerartig anrichten und mit der Marinade übergießen. Mit Basilikumblättchen garniert servieren.

**Eine Portion enthält:**

367 Kilokalorien/1534 Kilojoule
15 g Eiweiß
28 g Fett
9 g Kohlenhydrate
37 mg Harnsäure
5 g Ballaststoffe

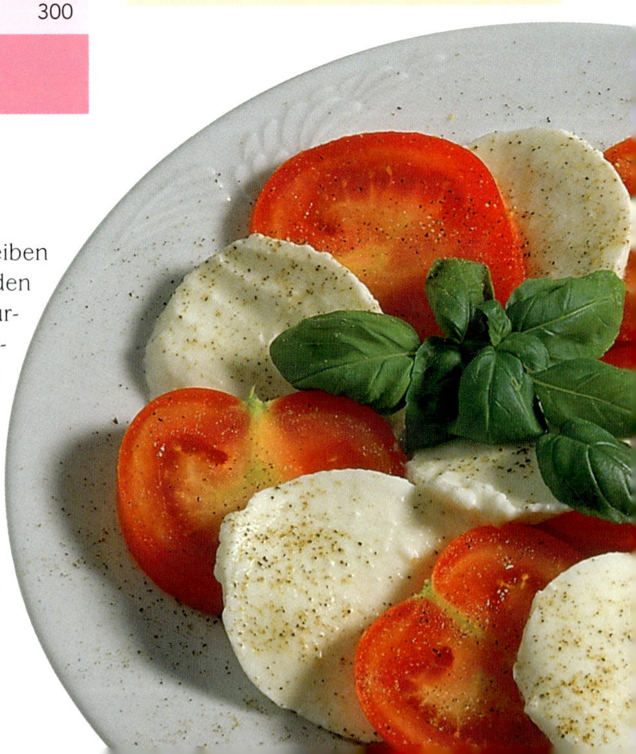

# Gazpacho

| Zutaten für zwei Portionen | g |
|---|---|
| 6 Tomaten | 360 |
| 1/2 Salatgurke | 200 |
| 1/2 rote Paprikaschote | 80 |
| 1/2 gelbe Paprikaschote | 80 |
| 1 Zwiebel | 60 |
| 2 Knoblauchzehen | |
| 1 Bund Schnittlauch | |
| 8 Sträußchen Petersilie | |
| Eiswasser | |
| 2 TL Balsamicoessig | 10 ml |
| 2 TL kaltgepresstes Olivenöl | 10 ml |
| Tabasco | |
| fluoridiertes Jodsalz | |

**Zubereitungszeit: 20 Minuten**
**Kühlzeit: 1–2 Stunden**

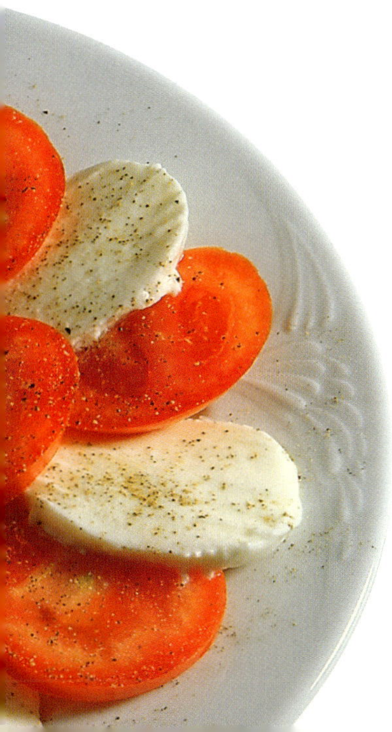

## Zubereitung

Das Gemüse sowie die Kräuter waschen, trockentupfen, putzen oder schälen und in kleine Stücke schneiden.

Zwei Drittel der Zutaten in einen Mixbecher geben und mit einem Pürierstab gründlich zerkleinern. Mit Eiswasser zur Suppe aufgießen, bis die gewünschte Konsistenz erreicht ist. Die Suppe mit dem Essig, dem Öl, dem Tabasco und wenig Salz kräftig würzen.

Die Suppe 1 bis 2 Stunden im Kühlschrank kaltstellen. Vor dem Servieren in Suppenteller füllen und mit dem übrigen Gemüse garnieren.

**Eine Portion enthält:**

113 Kilokalorien/442 Kilojoule
3 g Eiweiß
6 g Fett
10 g Kohlenhydrate
40 mg Harnsäure
6 g Ballaststoffe

*Tipps & Hinweise*

Dazu passen gut Knoblauchcroûtons oder getoastetes und gewürfeltes Vollkornbrot.

# Fitnessburger

| Zutaten für zwei Portionen | g |
|---|---|
| 1 Zwiebel | 60 |
| 1 Knoblauchzehe | |
| 2 EL Rapsöl | 30 ml |
| 10 EL Grünkernschrot | 100 |
| Gemüsebrühe | 120 ml |
| 1 kleines Ei | 60 |
| 4 EL Parmesankäse | 20 |
| 1/2 TL Majoran | |
| gemahlener Pfeffer | |
| fluoridiertes Jodsalz | |
| 2 TL Weizenmehl, Typ 405 | 10 |
| 2 Vollkornbrötchen | 120 |
| 2 TL Tomatenmark | 10 |
| 2 Blätter Eisbergsalat | |
| 2 Tomatenscheiben | ca. 20 |
| 2 dicke Gurkenscheiben | ca. 40 |
| 2 TL Senf, mittelscharf | 10 |
| 2 TL Sprossen | 30 |

**Zubereitungszeit: 30 Minuten**
**Quellzeit: 20 Minuten**

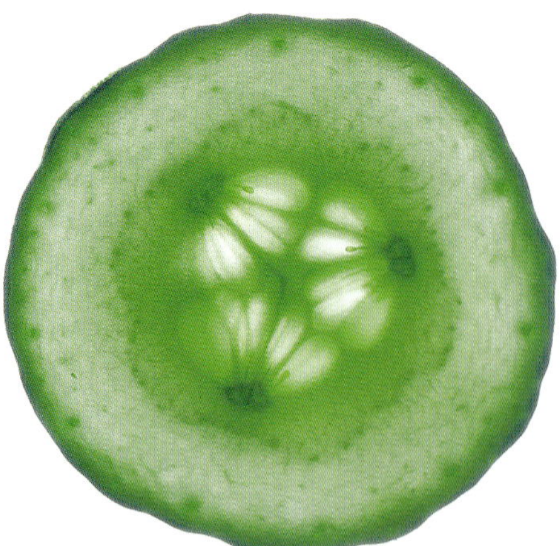

## Zubereitung

Die Zwiebel und den Knoblauch schälen, fein hacken und in einem TL Öl andünsten.

Den Grünkernschrot dazugeben, kurz mitdünsten und mit der Gemüsebrühe ablöschen. Vom Herd nehmen und mit geschlossenem Deckel etwa 20 Minuten ausquellen lassen.
Den gequollenen Getreidebrei in eine Schüssel geben und auskühlen lassen.

Das Ei, den Käse und die Gewürze untermengen und mit angefeuchteten Händen zwei Bratlinge formen. Das restliche Öl erhitzen und die Bratlinge darin ausbacken.

Die Brötchen aufschneiden und mit dem Tomatenmark bestreichen. Salatblätter, Tomaten- und Gurkenscheiben darauf legen. Die fertigen Bratlinge mit Senf bestreichen und auf der belegten Brötchenhälfte anrichten. Mit den Sprossen bestreuen und die zweiten Brötchenhälften auflegen. Sofort servieren.

**Eine Portion enthält:**

556 Kilokalorien/2324 Kilojoule
20 g Eiweiß
26 g Fett
61 g Kohlenhydrate
128 mg Harnsäure
11 g Ballaststoffe

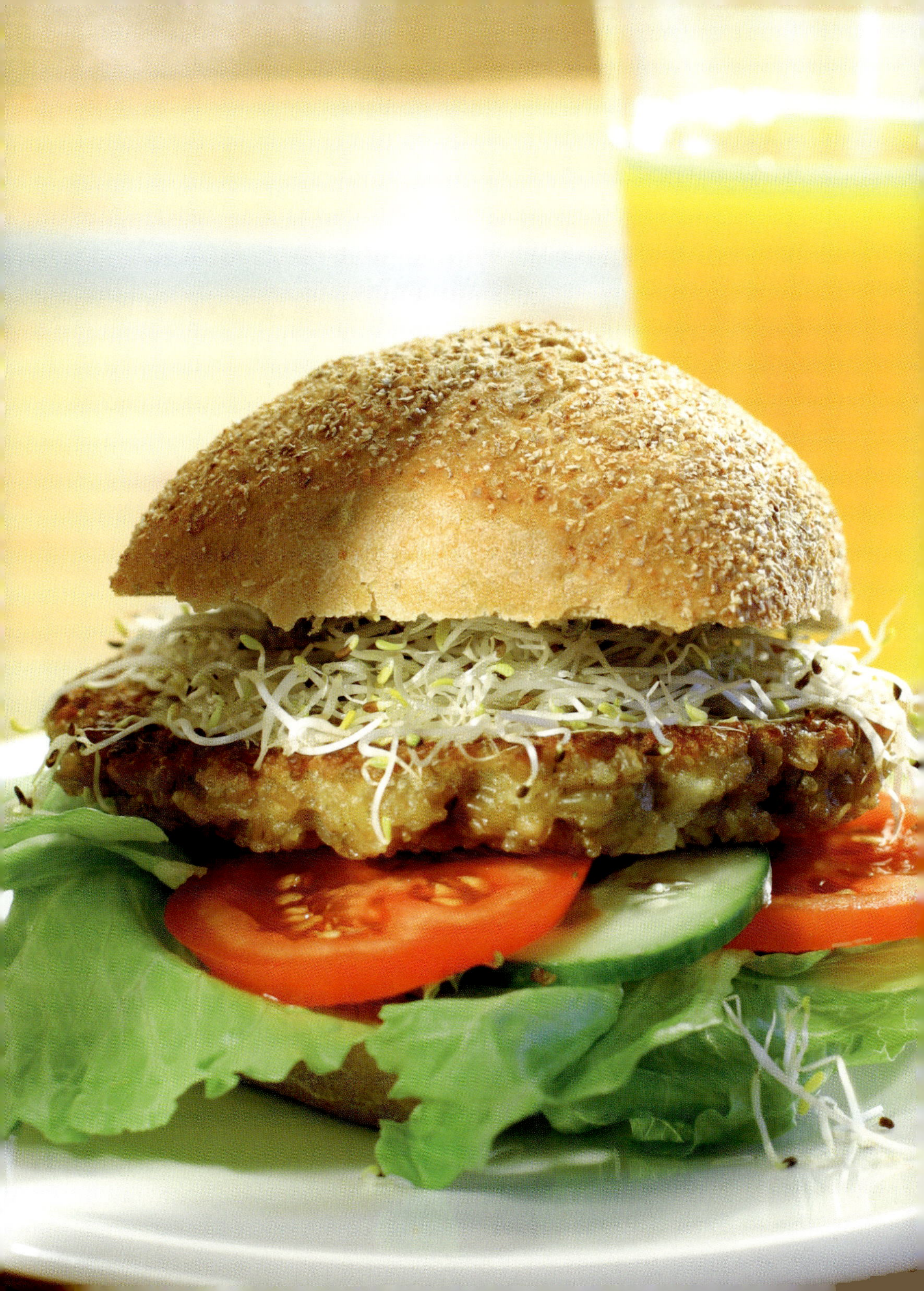

# Eingelegte Joghurtkugeln „à la Kreta"

## Harnsäurefreies Rezept

| Zutaten für zwei Portionen | g |
|---|---|
| 1 großer Becher Naturjoghurt, 1,5 % Fett | 500 |
| Olivenöl | 125 ml |
| Sojaöl | 125 ml |
| 2 Knoblauchzehen | |
| 5 bunte Pfefferkörner | |
| 1 Bund frische Kräuter (Basilikum, Oregano, Thymian, Salbei, Rosmarin) | |

**Zubereitungszeit: 20 Minuten**
**Kühlzeit: 12 Stunden**
**Marinierzeit: 1 Woche**

### Zubereitung

Ein Küchensieb mit einem sauberen Geschirrtuch auslegen und in eine Schüssel hängen. Den Joghurt in das Sieb geben und mit den überlappenden Tuchecken bedecken. Den Joghurt nun etwa 12 Stunden im Kühlschrank abtropfen lassen.

Danach aus der Joghurtmasse mit einem Teelöffel kleine Kugeln ausstechen. Die Joghurtkugeln abwechselnd mit den halbierten Knoblauchstückchen, ganzen Pfefferkörnern und den gewaschenen, klein gezupften Kräutern in ein gut schließendes Gefäß, z. B. ein Einmachglas, schichten. Mit den Ölen auffüllen, so dass alle Zutaten gut bedeckt sind.

Die Joghurtkugeln müssen nun eine Woche im Kühlschrank durchziehen. Anschließend sollten sie gut abgetropft angerichtet werden.

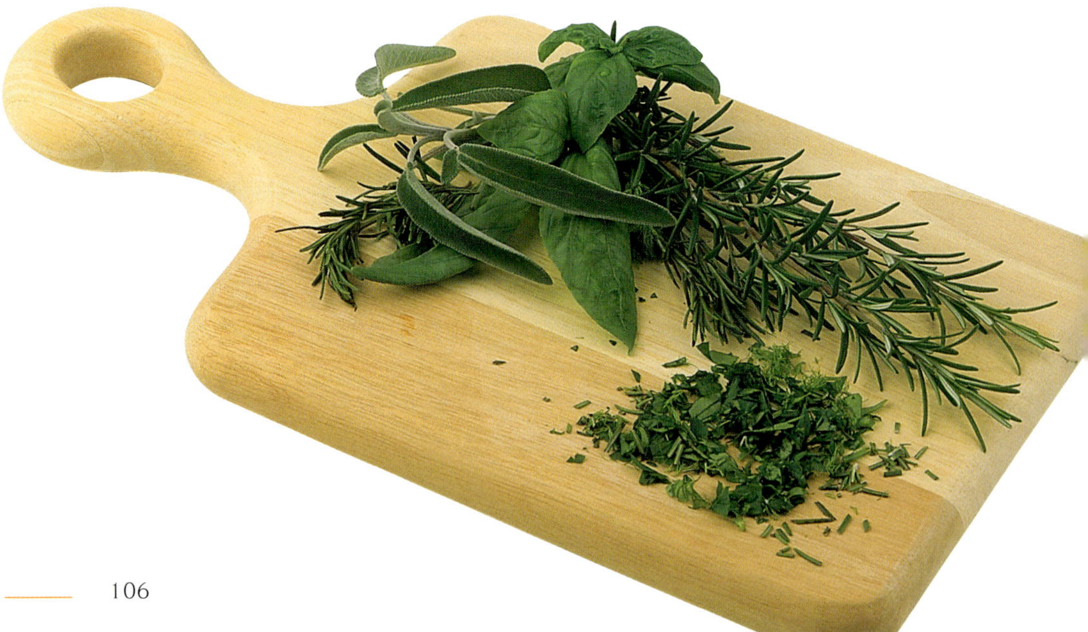

**Dieses Rezept enthält:**

486 Kilokalorien/2032 Kilojoule
17 g Eiweiß
32 g Fett
25 g Kohlenhydrate
0 mg Harnsäure
0 g Ballaststoffe

*Tipps & Hinweise*

Die Joghurtkugeln eignen sich sehr gut als kalte Vorspeise. Das abgetropfte Öl kann hervorragend als wohlschmeckendes Salatöl genutzt werden.

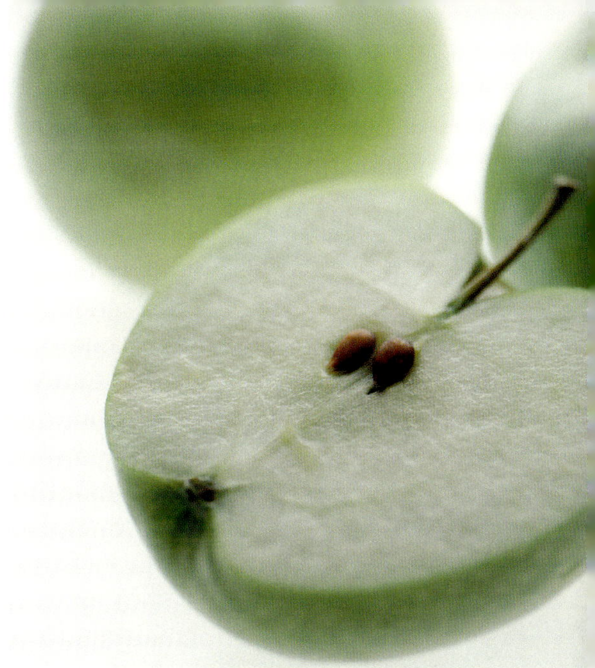

# Pikante Apfel-Möhren-Paste

| Zutaten für 6 Scheiben Brot | g |
|---|---|
| 2 gehäufte EL Frischkäse, fettreduziert | 60 |
| 1/2 Apfel | 65 |
| 1 EL Zitronensaft | 20 |
| 1 Möhre | 75 |
| 1 TL mittelscharfer Senf | 5 |
| fluoridiertes Jodsalz | |
| Pfeffer | |
| Cayennepfeffer | |
| 1 EL Schnittlauchröllchen | |

**Zubereitungszeit: 10 Minuten**

**Zubereitung**

Den Frischkäse mit einem Schneebesen cremig rühren. Den Apfel und die Möhre waschen, fein reiben und unter die Frischkäsemasse rühren.

Mit Senf, wenig Salz, Pfeffer, Zitronensaft und Cayennepfeffer abschmecken. Mit Schnittlauchröllchen bestreut servieren.

**Eine Portion enthält:**

172 Kilokalorien/719 Kilojoule
9 g Eiweiß
8 g Fett
13 g Kohlenhydrate
24 mg Harnsäure
4 g Ballaststoffe

# Kresse-Meerrettich-Aufstrich

| Zutaten für 6 Scheiben Brot | g |
|---|---|
| 2 gehäufte EL Frischkäse, fettreduziert | 60 |
| 2 EL fein geschnittene Kresse | 30 |
| 2 TL frisch geriebener Meerrettich | 20 |
| 1/4 Apfel | 30 |
| 1 TL Zitronensaft | 5 |
| Rettich | 30 |
| fluoridiertes Jodsalz | |
| Pfeffer | |
| 2 Kirschtomaten | |
| **Zubereitungszeit: 10 Minuten** | |

## Zubereitung

Den Frischkäse mit der Kresse, dem Meerrettich, wenig Salz und Pfeffer verrühren.

Den Apfel waschen und fein reiben, mit Zitronensaft beträufeln und unter die Käsemasse rühren. Den Rettich waschen, schälen und ebenfalls fein reiben und unter die Käsemasse mischen. Mit den Kirschtomaten verziert servieren.

**Eine Portion enthält:**

149 Kilokalorien/623 Kilojoule
9 g Eiweiß
8 g Fett
8 g Kohlenhydrate
21 mg Harnsäure
4 g Ballaststoffe

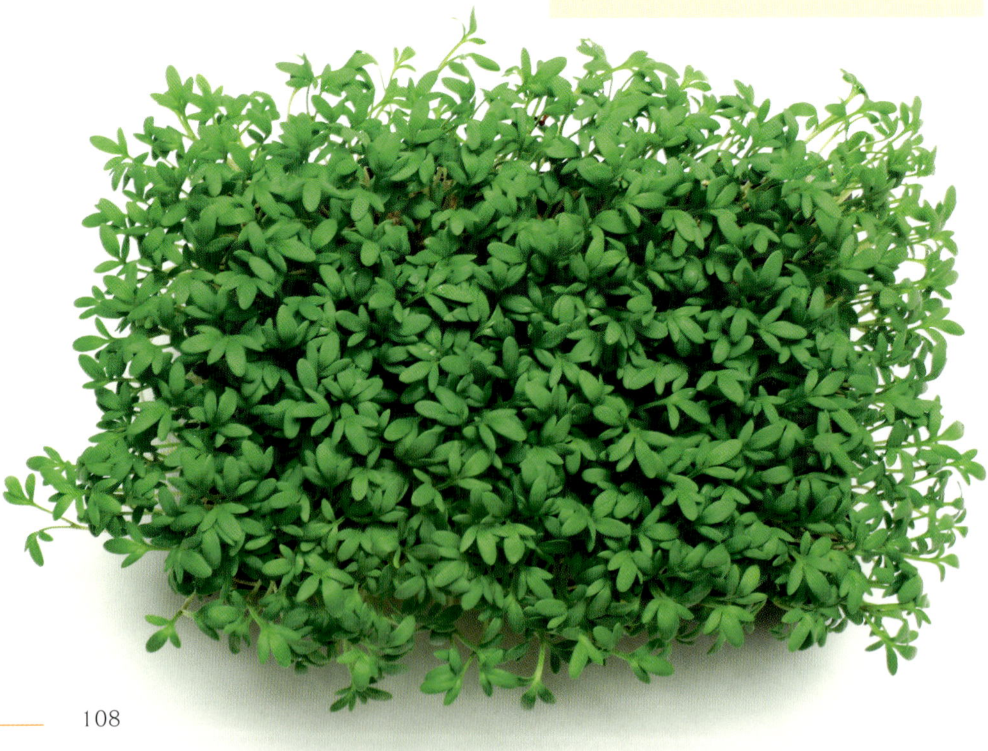

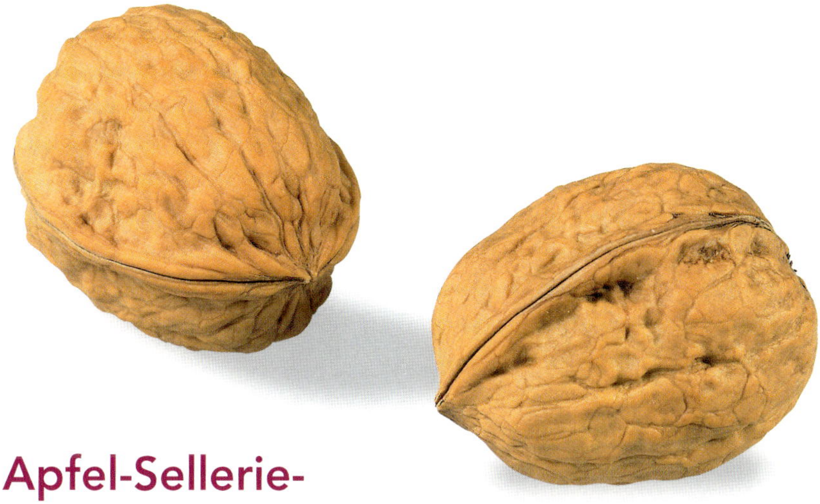

# Apfel-Sellerie-Aufstrich „à la méditerrané"

| Zutaten für 6 Scheiben Brot | g |
|---|---|
| 1/4 Knolle Sellerie | 50 |
| 1/2 Apfel | 65 |
| 1 TL Zitronensaft | 5 ml |
| 2 EL Vollkornhaferflocken | 20 |
| 1 TL Sesamkörner | 5 |
| 1 TL Walnussöl | 5 |
| 1 TL Balsamicoessig | 5 |
| fluoridiertes Jodsalz | |
| 3 Walnüsse | |
| **Zubereitungszeit: 15 Minuten** | |

## Zubereitung

Den Sellerie und den Apfel waschen, putzen und fein reiben. Sofort mit dem Zitronensaft beträufeln.

Die Haferflocken und die Sesamkörner in Öl leicht rösten und mit dem Balsamicoessig ablöschen. Die Haferflocken-Sesam-Masse in ein hohes Gefäß geben und kurz mit einem Pürierstab pürieren. Anschließend sofort unter die Sellerie-Apfel-Masse rühren.

Mit wenig Salz und Pfeffer abschmecken und mit gehackten Walnusskernen bestreut servieren.

**Eine Portion enthält:**

404 Kilokalorien/1689 Kilojoule
9 g Eiweiß
28 g Fett
24 g Kohlenhydrate
83 mg Harnsäure
7 g Ballaststoffe

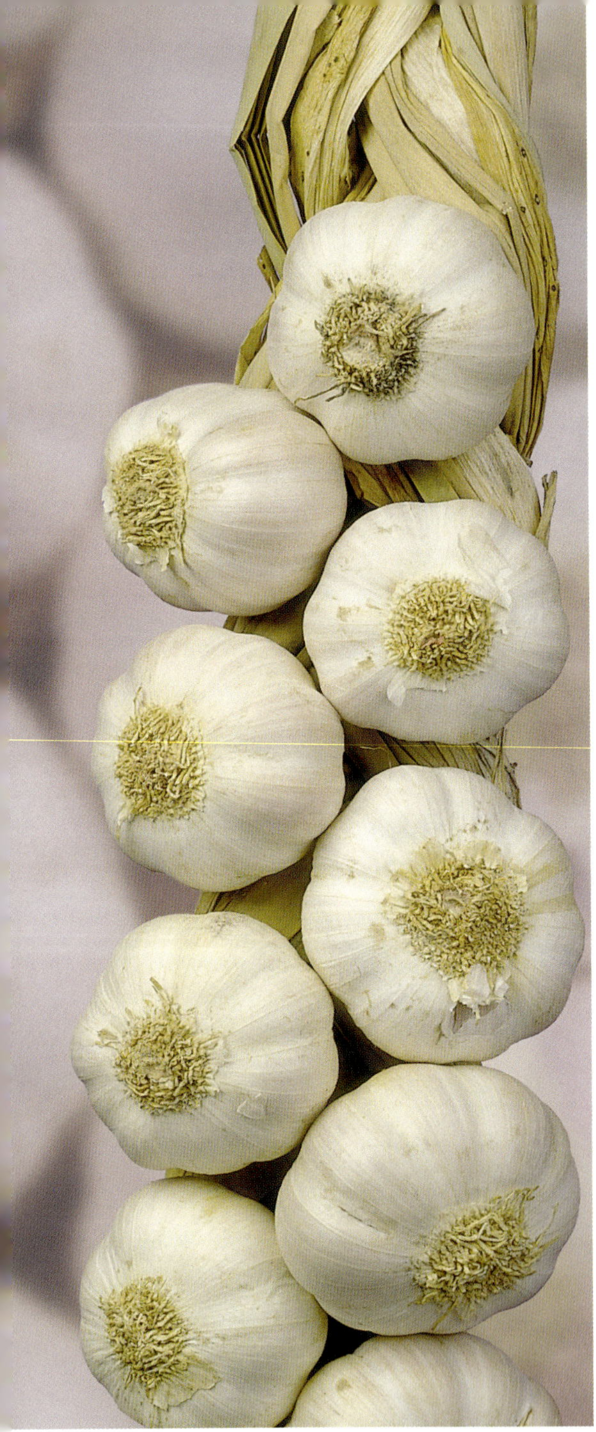

# Avocado-Knoblauch-Aufstrich

| Zutaten für 4–6 Scheiben Brot | g |
|---|---|
| 1 reife Avocado | 300 |
| 1 Knoblauchzehe | |
| 2 EL Zitronensaft | 40 ml |
| fluoridiertes Jodsalz | |
| grob gemahlener bunter Pfeffer | |
| **Zubereitungszeit: 10 Minuten** | |

## Zubereitung

Das Fruchtfleisch aus der Avocado lösen, in kleine Stücke schneiden und mit dem Zitronensaft beträufeln.

Die Knoblauchzehe schälen, fein hacken und zu den Avocadostücken geben. Mit wenig Salz und ausreichend Pfeffer kräftig würzen und alles mit einer Gabel gut zerdrücken.

**Eine Portion enthält:**

212 Kilokalorien/886 Kilojoule
2 g Eiweiß
20 g Fett
4 g Kohlenhydrate
30 mg Harnsäure
2 g Ballaststoffe

*Tipps & Hinweise*

Reife Avocados erkennen Sie daran, dass die Schale auf Druck leicht nachgibt.

Unreife Avocados reifen zuhause schnell nach, wenn sie in einer Obstschale zusammen mit Äpfeln aufbewahrt werden.

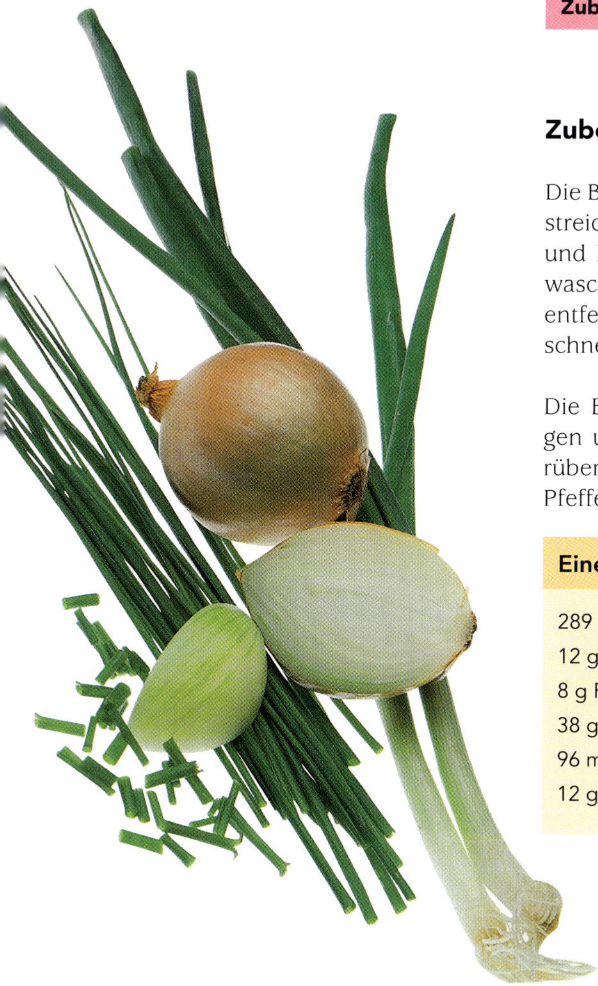

# Frühlingsbrot

| Zutaten für zwei Portionen | g |
|---|---|
| 2 Scheiben Roggenvollkornbrot | 120 |
| 2 EL Frischkäse, fettreduziert | 40 |
| 2 Frühlingszwiebeln | 30 |
| 1 rote Paprikaschote | 160 |
| grob gemahlener Pfeffer | |
| **Zubereitungszeit: 10 Minuten** | |

## Zubereitung

Die Brotscheiben mit dem Frischkäse bestreichen. Die Frühlingszwiebel waschen und klein schneiden. Die Paprikaschote waschen, halbieren, das Kerngehäuse entfernen und in schmale Streifen schneiden.

Die Brote mit den Paprikastreifen belegen und die Frühlingszwiebelstücke darüber streuen. Anschließend mit dem Pfeffer würzen und servieren.

**Eine Portion enthält:**

289 Kilokalorien/1208 Kilojoule
12 g Eiweiß
8 g Fett
38 g Kohlenhydrate
96 mg Harnsäure
12 g Ballaststoffe

# Tomaten-Kresse-Brot

| Zutaten für zwei Portionen | g |
|---|---|
| 2 Scheiben Sonnenblumen-vollkornbrot | 120 |
| 2 TL Butter oder Diätmargarine | 10 |
| 2 EL Tomatenmark | 30 |
| 2 EL Kresse | 20 |
| 2 Tomaten | 160 |
| grob gemahlener Pfeffer | |
| **Zubereitungszeit: 10 Minuten** | |

## Zubereitung

Die Brotscheiben mit der Butter oder der Diätmargarine und dem Tomatenmark bestreichen. Die Kresse waschen, abtrocknen und zur Hälfte auf die Brote legen.

Die Tomate waschen, halbieren, den Stielansatz entfernen und in Scheiben schneiden.

Die Kressebrote mit den Tomatenscheiben belegen, dem Pfeffer würzen und der restlichen Kresse garnieren.

**Eine Portion enthält:**

206 Kilokalorien/861 Kilojoule
7 g Eiweiß
6 g Fett
28 g Kohlenhydrate
90 mg Harnsäure
5 g Ballaststoffe

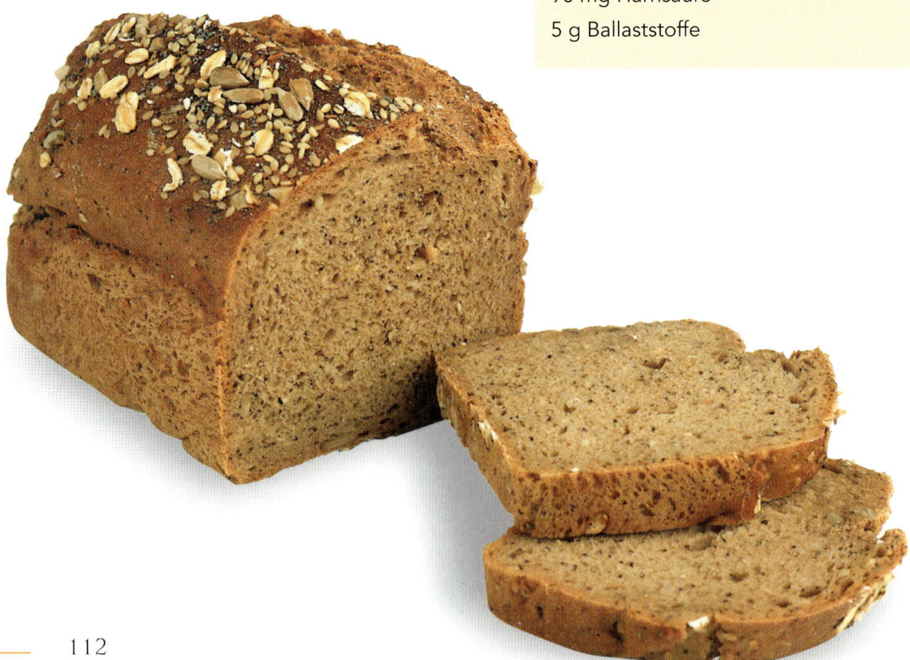

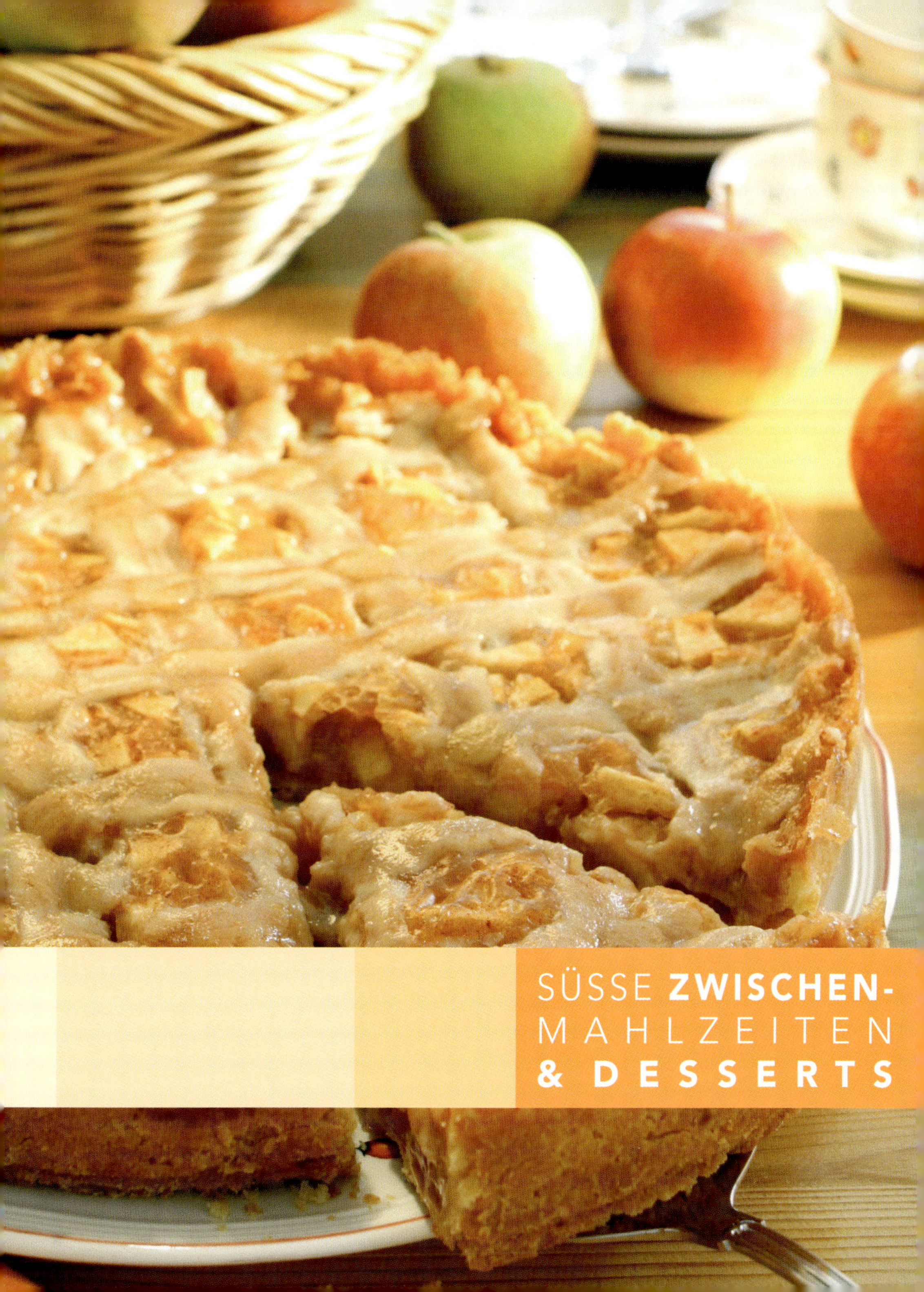

# SÜSSE ZWISCHEN-MAHLZEITEN & DESSERTS

**Zwischendurch etwas Süßes, ein Stück Kuchen oder ein erfrischendes Getränk? Wenn Sie gerne naschen, sind unsere Rezepte genau richtig für Sie. Lecker und trotzdem kalorien- und extrem harnsäurearm sind unsere Desserts.**

**Da alkoholische Getränke die Ausscheidung von Harnsäure hemmen oder zu einer verstärkten Harnsäurebildung führen und Bier sogar Purine enthält, haben wir für Sie einige kreative, alkoholfreie Getränke vorbereitet. Sie lassen jeden Schluck zum Genuss werden.**

**Probieren Sie es aus!**

# Rote Grütze mit Vanillecreme

| Zutaten für zwei Portionen | g |
|---|---|
| *Für die Grütze:* | |
| gemischte Beeren (Erdbeeren, Himbeeren, Johannisbeeren, Brombeeren oder Kirschen) frisch oder tiefgekühlt | 240 |
| 1 Vanilleschote | |
| Kirsch- oder Johannisbeersaft | 120 ml |
| flüssiger Süßstoff | |
| 2 EL Speisestärke | 20 |
| *Für die Vanillecreme:* | |
| 1 Vanilleschote | |
| 2 EL Milch 1,5 % Fett | 30 |
| 3/4 Becher Naturjoghurt 1,5 % Fett | 100 |
| flüssiger Süßstoff | |

**Zubereitungszeit: 15 Minuten**
**Kühlzeit: 30 Minuten**

## Zubereitung

Die Früchte waschen, verlesen und in einem Sieb abtropfen lassen. Tiefkühlware auftauen lassen. Die Beeren, die Kirschen und einen Teil des ausgekratzten Vanillemarks in einem Topf erhitzen. Zwei Esslöffel des Fruchtsafts zur Speisestärke geben und glatt rühren. Den restlichen Saft zu den Früchten im Topf geben und aufkochen lassen. Dann die aufgelöste Stärke einrühren und die Grütze etwa eine Minute kochen lassen. Anschließend mit Süßstoff nach Belieben süßen. Die fertige Grütze in Dessertschalen füllen und kalt stellen.

Das restliche Vanillemark zusammen mit der Milch und dem Joghurt glatt rühren. Die Vanillecreme mit flüssigem Süßstoff süßen und vor dem Servieren über die rote Grütze gießen.

**Eine Portion enthält:**

112 Kilokalorien/468 Kilojoule
3 g Eiweiß
2 g Fett
19 g Kohlenhydrate
24 mg Harnsäure
5 g Ballaststoffe

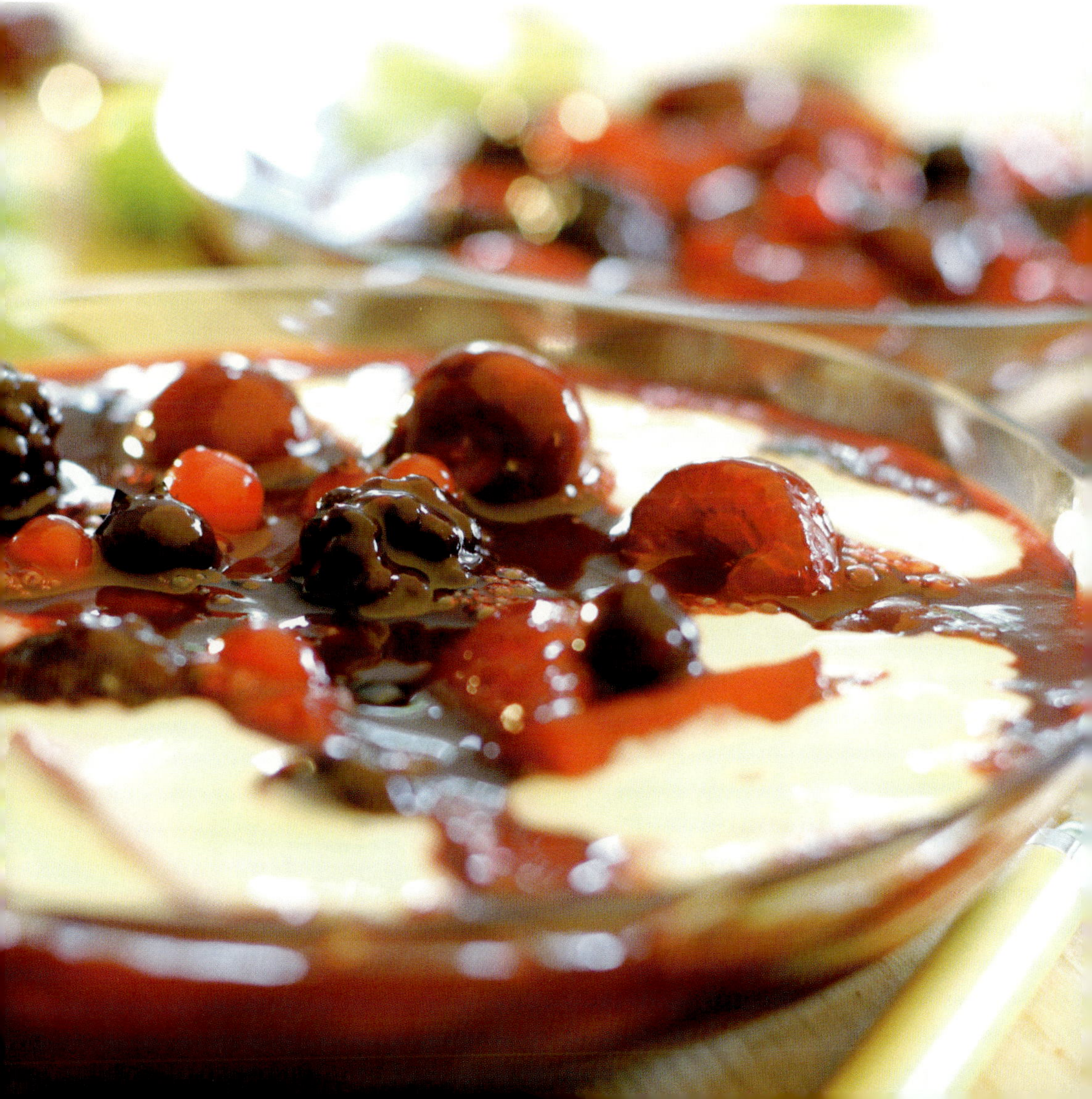

# Bananenquark

| Zutaten für zwei Portionen | g |
|---|---|
| 1 Becher Magerquark | 250 |
| 2 Schuss kohlensäurehaltiges Mineralwasser | |
| Süßstoff oder Zucker | |
| 1 Banane | 100 |
| 2 EL Zitronensaft | 20 ml |
| **Zubereitungszeit: 10 Minuten** | |

## Zubereitung

Den Quark und das Mineralwasser mit einem Schneebesen gut verrühren, bis eine cremige Masse entstanden ist. Nach Belieben süßen. Die Banane in Scheiben schneiden und sofort mit dem Zitronensaft beträufeln. Die Bananenstücke vorsichtig unter den Quark heben.

**Eine Portion enthält:**

143 Kilokalorien/598 Kilojoule
17 g Eiweiß
0 g Fett
16 g Kohlenhydrate
16 mg Harnsäure
1 g Ballaststoffe

# Apfel-Birnen-Joghurt

| Zutaten für zwei Portionen | g |
|---|---|
| 2 TL Leinsamen | 10 |
| 1 Apfel | 100 |
| 1 Birne | 100 |
| 2 TL Zitronensaft | 10 ml |
| 2 Becher Naturjoghurt, 1,5 % Fett | 300 |
| Süßstoff oder Zucker | |
| **Zubereitungszeit: 15 Minuten** | |

## Zubereitung

Den Leinsamen in einer Pfanne ohne Fett trocken anrösten.

Das Obst waschen, entkernen und das Fruchtfleisch in kleine Stücke schneiden. Sofort mit dem Zitronensaft beträufeln, damit das Obst nicht braun wird.

Den Joghurt mit Süßstoff oder Zucker süßen. Den inzwischen abgekühlten Leinsamen unterrühren und zuletzt die Obststücke untermengen.

**Eine Portion enthält:**

138 Kilokalorien/577 Kilojoule
7 g Eiweiß
4 g Fett
18 g Kohlenhydrate
20 mg Harnsäure
4 g Ballaststoffe

# Aprikosen-Brombeer-Traum

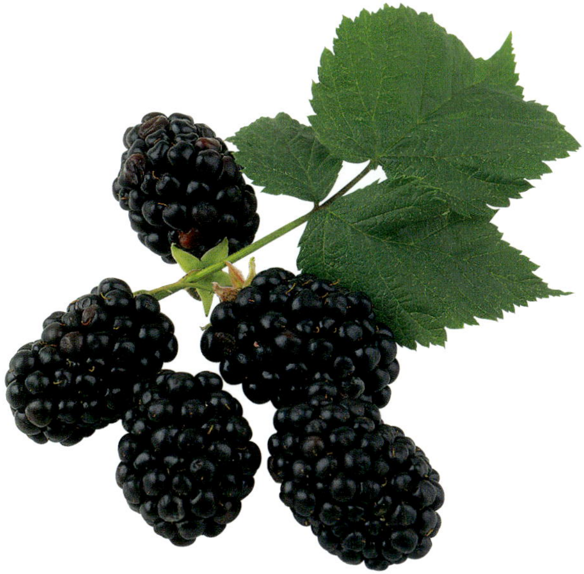

| Zutaten für zwei Portionen | g |
|---|---|
| 4 EL Magerquark | 80 |
| 3/4 Becher Naturjoghurt, 1,5 % Fett | 100 |
| frisch gepresster Orangensaft | 160 ml |
| flüssiger Süßstoff | |
| 4 Aprikosen | 180 |
| Brombeeren | 60 |
| **Zubereitungszeit: 15 Minuten** | |

## Zubereitung

Den Quark mit dem Joghurt und dem Orangensaft glatt rühren. Die Masse mit Süßstoff nach Belieben abschmecken.

Die Aprikosen waschen, halbieren, entkernen und in kleine Stücke schneiden.

Die Brombeeren waschen, verlesen und zusammen mit den Aprikosen unter die Quark-Joghurt-Masse rühren.

**Eine Portion enthält:**

127 Kilokalorien/530 Kilojoule
9 g Eiweiß
1 g Fett
18 g Kohlenhydrate
33 mg Harnsäure
4 g Ballaststoffe

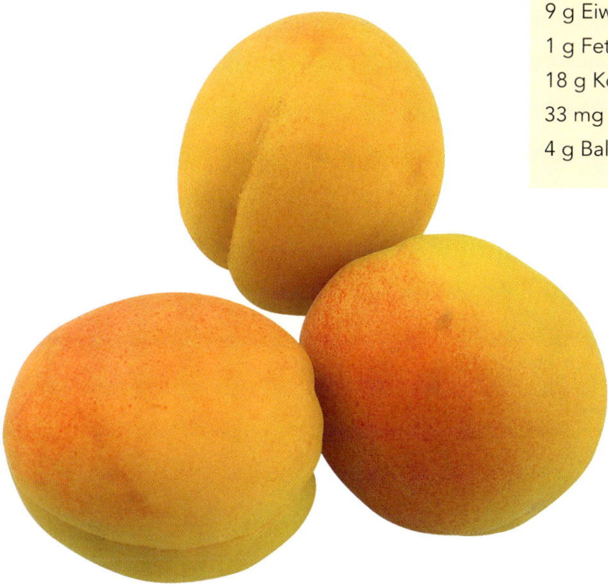

# Obstspieße mit Joghurtdekor und Zimt

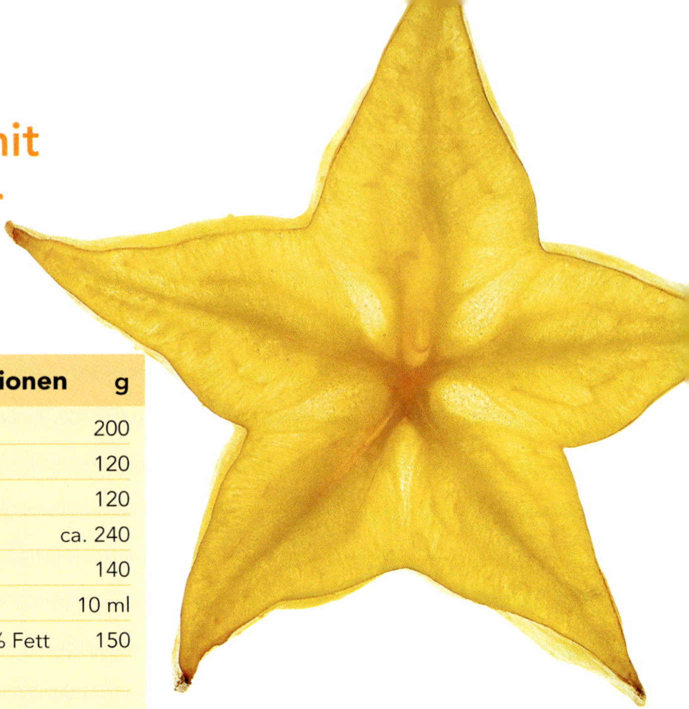

| Zutaten für zwei Portionen | g |
|---|---|
| Erdbeeren | 200 |
| Karambole (Sternfrucht) | 120 |
| 2 Kiwis | 120 |
| 2 Pfirsiche | ca. 240 |
| 1 Birne | 140 |
| 2 TL Zitronensaft | 10 ml |
| 1 Becher Naturjoghurt, 1,5 % Fett | 150 |
| flüssiger Süßstoff | |
| 1 Vanilleschote | |
| 1 TL Zimt | |
| *Außerdem:* | |
| 4 Holzspieße | |
| **Zubereitungszeit: 15 Minuten** | |

**Eine Portion enthält:**

224 Kilokalorien/936 Kilojoule
6 g Eiweiß
2 g Fett
40 g Kohlenhydrate
62 mg Harnsäure
9 g Ballaststoffe

## Zubereitung

Das Obst waschen, nur die Kiwis schälen, und alles in kleine Stücke schneiden.

Mit dem Zitronensaft beträufeln und abwechselnd auf die Spieße stecken. Die Vanilleschote auskratzen. Den Joghurt mit dem Süßstoff und dem Vanillemark verrühren und über die Fruchtspieße ziehen. Mit Zimt bestreut servieren.

*Tipps & Hinweise*

In der kalten Jahreszeit schmecken die Obstspieße mit Honig überzogen oder kurz gegrillt besonders lecker.

# Heidelbeer-halbgefrorenes

| Zutaten für zwei Portionen | g |
| --- | --- |
| 4 EL Magerquark | 80 |
| 2 EL Naturjoghurt, 1,5 % Fett | 40 |
| Süßstoff | |
| 1/2 Vanilleschote | |
| Heidelbeeren, tiefgekühlt | 200 |
| einige Blättchen Zitronenmelisse | |
| **Zubereitungszeit: 10 Minuten** | |

## Zubereitung

Den Quark und den Joghurt mit einem Schneebesen kräftig verrühren. Das ausgekratzte Vanillemark unter die Quarkmasse rühren und mit flüssigem Süßstoff nach Belieben süßen. Die tiefgefrorenen Heidelbeeren dazugeben, alles mit einem Pürierstab fein pürieren, mit Zitronenmelisseblättchen garnieren und sofort servieren.

**Eine Portion enthält:**

- 134 Kilokalorien/560 Kilojoule
- 7 g Eiweiß
- 1 g Fett
- 22 g Kohlenhydrate
- 20 mg Harnsäure
- 5 g Ballaststoffe

# Apfeltorte

| Zutaten für 12 Stücke | g |
| --- | --- |
| Mehl Typ 405 | 250 |
| Butter/Diätmargarine | 125 |
| Zucker | 250 |
| 1 Ei | |
| 1 Prise Salz | |
| 1 kg säuerliche Äpfel (z. B. Boskop) | |
| 2 EL Zitronensaft | 40 ml |
| 2 TL Zimt | |
| 3/4 l Apfelsaft | 750 ml |
| 2 Päckchen Vanillepuddingpulver | 75 |
| Marzipanrohmasse | 150 |
| 3 EL Puderzucker | 40 |
| **Zubereitungszeit: 60 Minuten** | |
| **Backzeit: 70 Minuten** | |

## Zubereitung

Das Mehl fein sieben und mit 80 g Zucker, dem Ei, dem Salz und der geschmolzenen Butter oder Diätmargarine zu einem glatten Teig verkneten. Den Teig in Folie wickeln und eine Stunde kühl stellen.

Die Äpfel waschen, schälen, vierteln und die Kerngehäuse entfernen. Das Fruchtfleisch würfeln und mit Zitronensaft und Zimt bestreuen.

Das Puddingpulver mit etwas Apfelsaft nach Packungsangabe anrühren und mit dem restlichen Zucker und Apfelsaft zu einem Pudding verarbeiten. Den Backofen auf 175 °C (Gas Stufe 3, Umluft 160 °C) vorheizen. Den Boden einer Springform (28 cm Durchmesser) mit Backpapier auslegen.

Den Teig ausrollen, die Form damit auslegen und einen etwa 3 cm hohen Rand ausarbeiten. Im heißen Backofen für 15 Minuten auf mittlerer Schiene vorbacken.

Die gewürfelten Äpfel mit der Puddingmasse verrühren und auf den vorgebackenen Teig geben. Den Kuchen auf mittlerer Schiene etwa 40 Minuten weiter backen.

In der Zwischenzeit die Marzipanrohmasse mit dem Puderzucker verkneten, ausrollen und in etwa 1 cm breite Streifen schneiden. Diese gitterförmig auf dem Kuchen verteilen. Den Kuchen in weiteren 15 Minuten fertig backen.

**Ein Stück enthält:**

392 Kilokalorien/1639 Kilojoule
4 g Eiweiß
13 g Fett
62 g Kohlenhydrate
28 mg Harnsäure
4 g Ballaststoffe

## *Tipps & Hinweise*

Wenn Sie Vollkornmehl verwenden möchten, sollten Sie etwas zusätzliche Flüssigkeit (Milch) zum Teig geben.

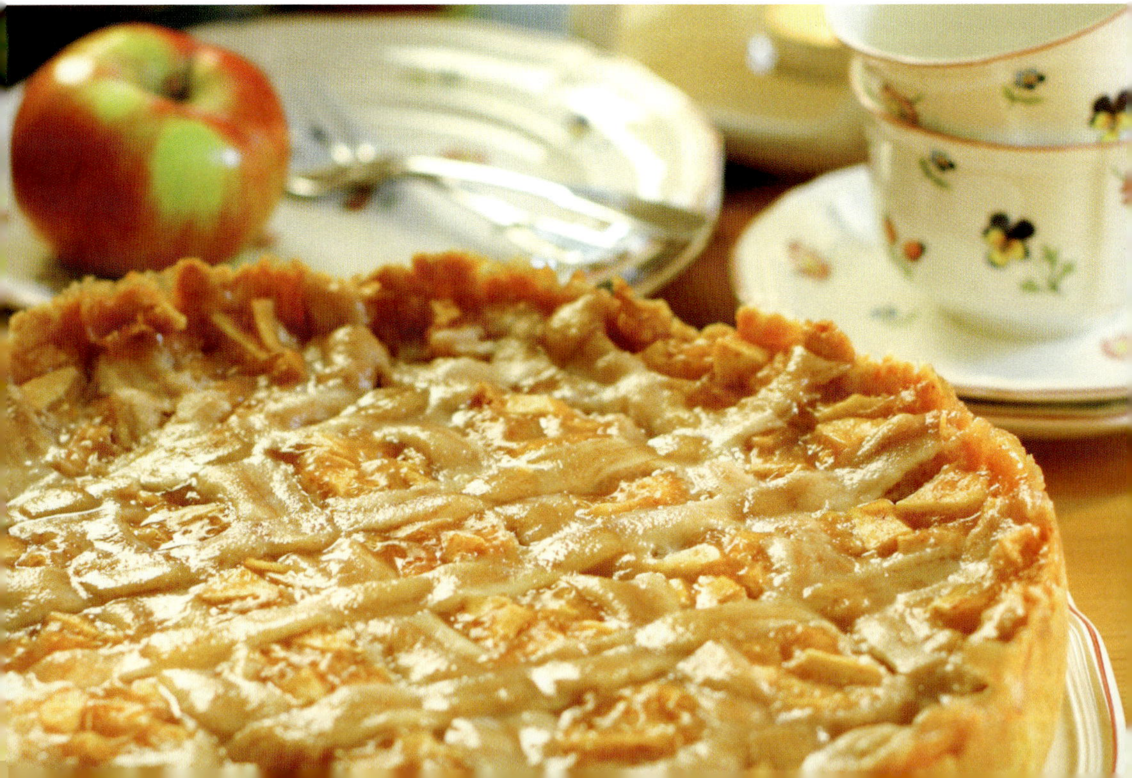

# Käsekuchen

| Zutaten für 12 Stücke | g |
|---|---|
| Diätmargarine/Butter | 125 |
| Zucker oder 1,5 TL Süßstoff | 100 |
| 1 Päckchen Vanillezucker | |
| 4 Eier | |
| 1 Zitrone | |
| Schichtkäse | 1000 |
| 4 EL Milch 1,5 % Fett | 60 ml |
| 1 Prise Salz | |
| 6 EL Grieß | 70 |
| 1/2 TL Sonnenblumenöl | 3 |
| 2 EL Semmelbrösel | 40 |

**Zubereitungszeit: 30 Minuten**
**Backzeit: 50 Minuten**

## Zubereitung

Die Eier trennen. Die zimmerwarme Diätmargarine oder Butter mit den Eigelben in einer Schüssel mit dem Handrührgerät circa 2 Minuten schaumig rühren. Den Zucker oder Süßstoff sowie den Vanillezucker dabei nach und nach zugeben. Den Saft und die abgeriebene Schale der Zitrone, den Schichtkäse, die Milch und das Salz unterrühren.

Die Eiweiße steif schlagen und auf die Quarkmasse geben. Den Grieß darüber streuen und alles vorsichtig mit einem Schneebesen unterheben.

Den Backofen auf 200 °C (Gas Stufe 3–4, Umluft 180 °C) vorheizen. Eine Springform (Durchmesser 28 cm) mit dem Öl auspinseln und den Semmelbröseln ausstreuen.

Den Kuchenteig einfüllen und im vorgeheizten Backofen ungefähr 50 Minuten backen.

**Ein Stück enthält:**

285 Kilokalorien/1191 Kilojoule
14 g Eiweiß
15 g Fett
20 g Kohlenhydrate
11 mg Harnsäure
0 g Ballaststoffe

*Tipps & Hinweise*

Anstelle üppiger Sahne schmeckt auch eine lauwarme Vanillesoße sehr gut zu diesem Kuchen.

Nach Belieben können Sie dem Kuchenteig noch Rosinen und Mandelstifte zufügen.

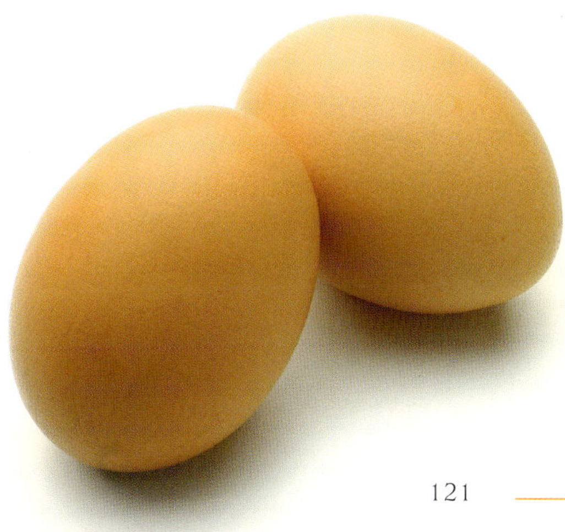

# Sanddorn-Milchmix

| Zutaten für zwei Portionen | g |
|---|---|
| 4 EL Sanddornmark | 40 |
| 2 Becher Milch, 1,5 % Fett | 400 ml |
| Süßstoff oder Zucker | |
| Zitronensaft | |
| **Zubereitungszeit: 5 Minuten** | |

## Zubereitung

Das Sanddornmark mit der Milch gründlich verquirlen und mit Süßstoff oder Zucker sowie Zitronensaft abschmecken. Vor dem Servieren gestoßene Eiswürfel zufügen.

**Eine Portion enthält:**

152 Kilokalorien/635 Kilojoule
8 g Eiweiß
7 g Fett
12 g Kohlenhydrate
9 mg Harnsäure
2 g Ballaststoffe

*Tipps & Hinweise*

Sandorn liefert reichlich Vitamin C. Unser Milchshake liefert 90 mg Vitamin C. Sie decken damit also Ihren Tagesbedarf an Vitamin C ab.

# Heidelbeer-Shake

| Zutaten für zwei Portionen | g |
|---|---|
| Heidelbeeren, frisch oder tiefgefroren | 200 |
| 2 Becher Milch, 1,5 % Fett | 400 ml |
| Süßstoff oder Honig | |
| 1/2 Vanilleschote | |
| **Zubereitungszeit: 10 Minuten** | |

## Zubereitung

Die Heidelbeeren verlesen, waschen und abtropfen lassen. Tiefgefrorene Früchte auftauen lassen. Die Beeren und die Milch in ein hohes Gefäß geben, nach Belieben süßen und mit einem Pürierstab kräftig pürieren.

Die Vanilleschote auskratzen und das Mark zum Shake geben. Nochmals kurz verquirlen.

**Eine Portion enthält:**

192 Kilokalorien/803 Kilojoule
7 g Eiweiß
4 g Fett
29 g Kohlenhydrate
20 mg Harnsäure
5 g Ballaststoffe

# Exotischer Mango-Vanille-Drink

| Zutaten für zwei Portionen | g |
|---|---|
| 2 Becher Naturjoghurt, 1,5 % Fett | 300 |
| 1/2 Mango | 150 |
| Süßstoff oder Zucker | |
| 1/2 Vanilleschote | |
| Zitronensaft | |
| 6 EL eisgekühltes Mineralwasser | 100 ml |
| **Zubereitung: 15 Minuten** | |

## Zubereitung

Die Mango schälen und den Kern herauslösen. Den Joghurt und das Mangofleisch in einem Mixbecher pürieren. Nach Geschmack mit Süßstoff oder Zucker süßen und das ausgekratzte Vanillemark dazugeben. Mit Zitronensaft abschmecken und mit dem Mineralwasser nochmals verquirlen.

**Eine Portion enthält:**

124 Kilokalorien/518 Kilojoule
6 g Eiweiß
3 g Fett
19 g Kohlenhydrate
11 mg Harnsäure
1 g Ballaststoffe

# Frischer Rote-Beete-Drink

| Zutaten für zwei Portionen | g |
| --- | --- |
| 2 Becher Naturjoghurt, 1,5 % Fett | 300 |
| eisgekühlter Rote-Beete-Saft | 200 ml |
| fluoridiertes Jodsalz | |
| geriebene Muskatnuss | |
| **Zubereitungszeit: 5 Minuten** | |

## Zubereitung

Den Joghurt, den Rote-Beete-Saft, das Salz und die frisch geriebene Muskatnuss in ein hohes Gefäß geben mit dem Handrührgerät verquirlen.

**Eine Portion enthält:**

91 Kilokalorien/380 Kilojoule
6 g Eiweiß
2 g Fett
10 g Kohlenhydrate
16 mg Harnsäure
1 g Ballaststoffe

# Pikanter Gemüse-Drink

| Zutaten für zwei Portionen | g |
| --- | --- |
| 2 Becher Naturjoghurt, 1,5 % Fett | 300 |
| Gemüsesaft | 200 ml |
| fluoridiertes Jodsalz | |
| gemahlener Pfeffer | |
| Cayennepfeffer | |
| Rosenpaprika | |
| 2 Sträußchen Petersilie | |
| **Zubereitungszeit: 10 Minuten** | |

## Zubereitung

Den Joghurt mit dem Gemüsesaft verquirlen und mit den Gewürzen kräftig abschmecken, leicht salzen. Die Petersilie waschen, trockenschwenken und fein hacken. Den Glasrand eines Glases befeuchten, in die Petersilie drücken und so verzieren. Den fertigen Gemüse-Drink einfüllen.

**Eine Portion enthält:**

91 Kilokalorien/380 Kilojoule
6 g Eiweiß
2 g Fett
10 g Kohlenhydrate
16 mg Harnsäure
1 g Ballaststoffe

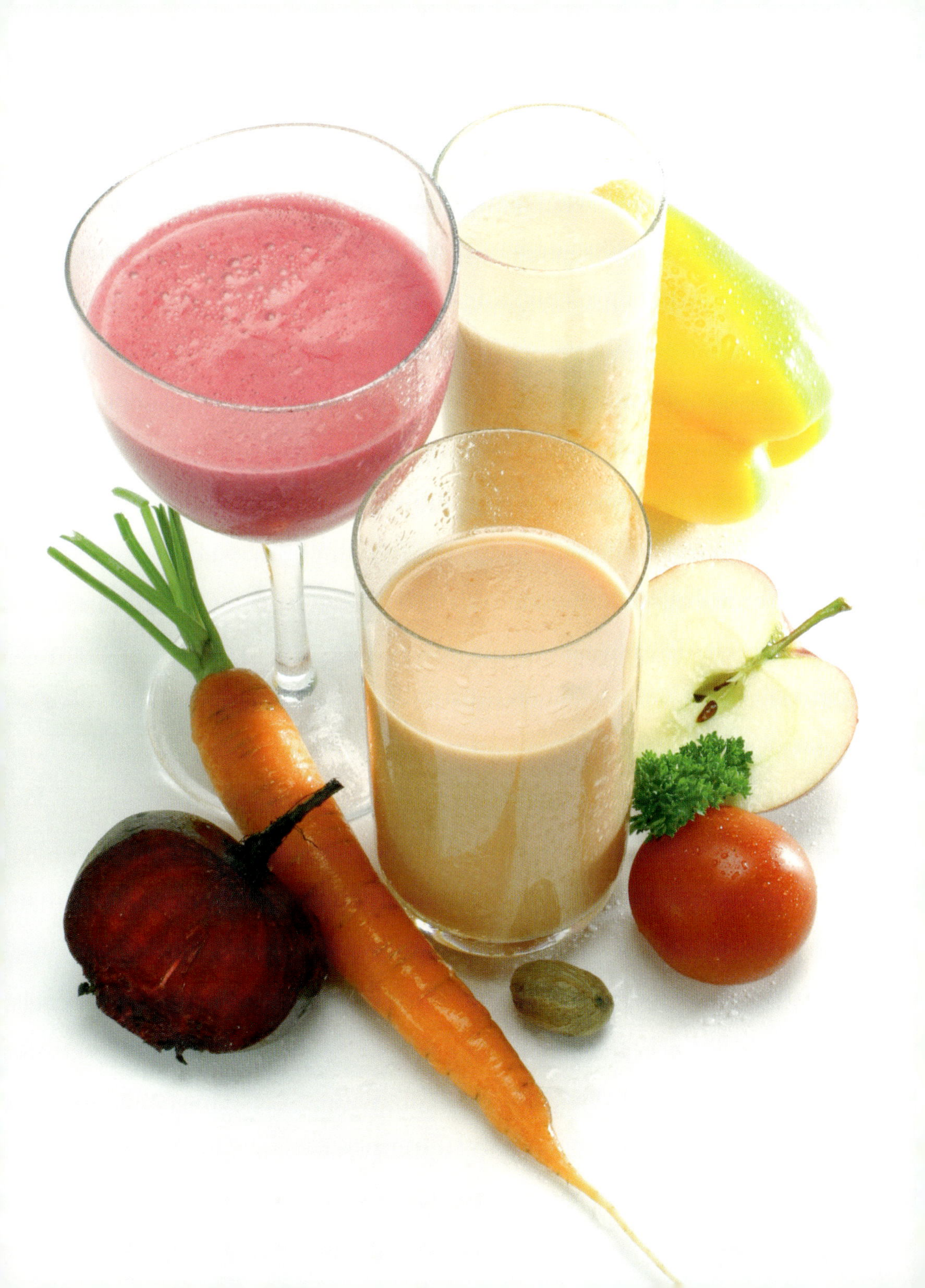

# Möhren-Apfel-Shake

| Zutaten für zwei Portionen | g |
|---|---|
| Milch, 1,5 % Fett | 120 ml |
| Möhrensaft | 250 ml |
| Apfelsaft | 120 ml |
| fluoridiertes Jodsalz | |
| geriebene Muskatnuss | |
| gemahlener weißer Pfeffer | |
| **Zubereitungszeit: 5 Minuten** | |

## Zubereitung

Die Milch mit dem Möhren- und Apfelsaft verquirlen. Mit den Gewürzen abschmecken, leicht salzen und kühl servieren.

**Eine Portion enthält:**

69 Kilokalorien/288 Kilojoule
3 g Eiweiß
1 g Fett
11 g Kohlenhydrate
14 mg Harnsäure
3 g Ballaststoffe

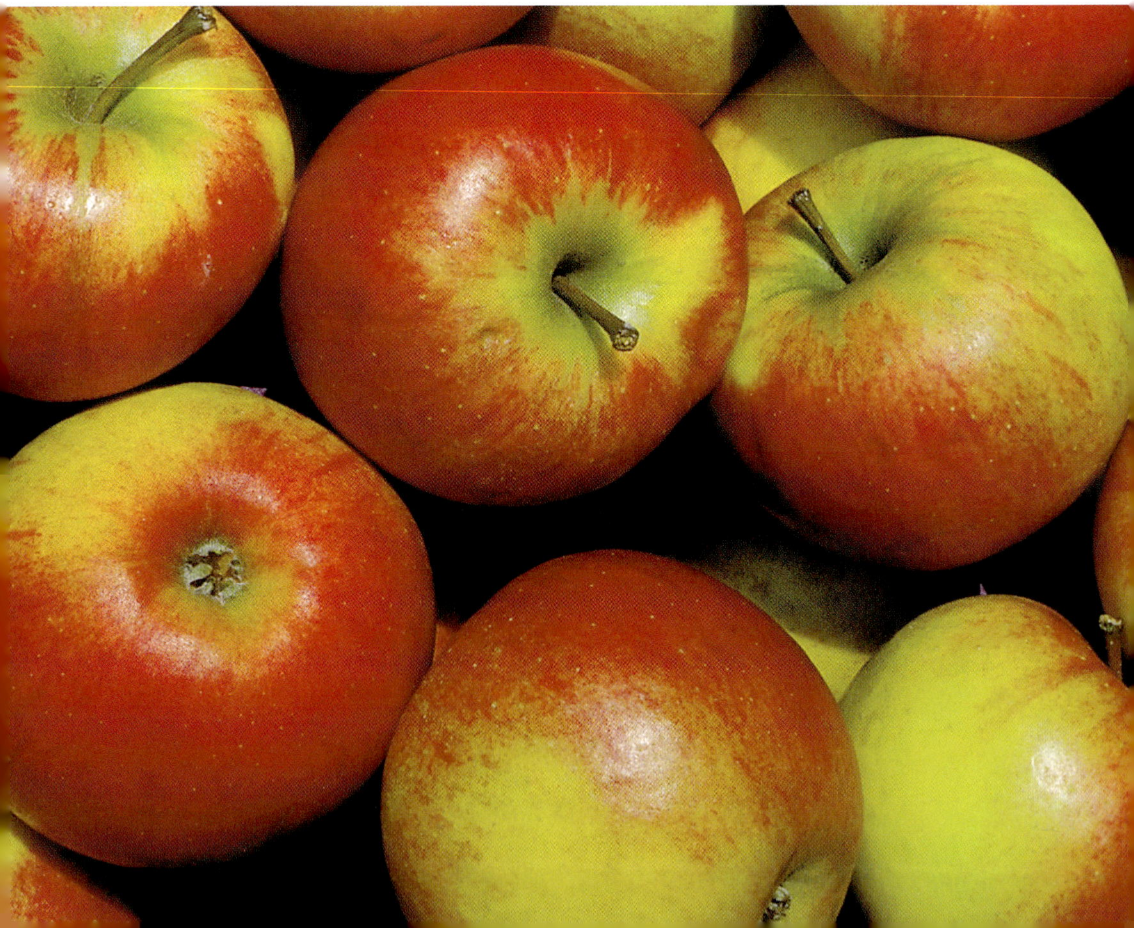

# Rat und Tat

## Wichtige Adressen

### Deutsche Gesellschaft für Ernährung (DGE) e. V.

Godesberger Allee 18
53175 Bonn
Telefon 0228/37 76 60-0
www.dge.de

### Bundeszentrale für gesundheitliche Aufklärung (BZgA)

Ostmerheimer Str. 220
51109 Köln
Telefon 0221/89 92-0
www.bzga.de

### Deutsche Rheuma-Liga Bundesverband e. V.

Geschäftsführung: Ursula Faubel
Maximilianstraße 14
53111 Bonn
Telefon: 0228/76 60 60
www.rheuma-liga.de

### Zentrum für Ernährungskommunikation, Diätberatung und Gesundheitspublizistik (ZEK)

Wielandstraße 3
10625 Berlin
www.svendavidmueller.de

### Deutsches Kompetenzzentrum für Gesundheitsförderung und Diätetik e. V.

c/o Dipl.-Theol. Mareike Carlitscheck
Adolphstraße 4
50679 Köln
www.dkgd.de

## Ernährungsinformationen im Internet

### http://gicht.gesund.org

Das Portal rund um die Gicht

### www.medizin.de

Online-Medizinlexikon mit vielen aktuellen Texten und Statements

### www.netdoktor.de

Das größte Medizinlexikon im Internet

### www.aid.de

Internetseite rund um die Ernährung, Lebensmittel und eine gesunde Ernährungsweise

### www.dge.de

Internetseite der Deutschen Gesellschaft für Ernährung (DGE) e. V. rund um eine gesunde Ernährungsweise

### www.bzga.de

Internetseite der Bundeszentrale für gesundheitliche Aufklärung (BZgA), Informationen über eine gesunde Ernährungsweise

### www.ernaehrung-und-bewegung.de

Internetseite der Plattform Ernährung und Bewegung (PEP) e. V., Informationen über gesunde Gewichtsreduktion

### www.slimcoach.de

Gesundes Abnahmeprogramm – ideal für Gichtpatienten

## Buchtipps


Sven-David Müller-Nothmann, Christiane Weißenberger, Ernährungsratgeber Rheuma, Schlütersche Verlagsgesellschaft 2006

Sven-David Müller-Nothmann, Christiane Weißenberger, Ernährungsratgeber Backen bei Diabetes, Schlütersche Verlagsgesellschaft 2006

Sven-David Müller-Nothmann, Christiane Weißenberger, Ernährungsratgeber Diabetes, Schlütersche Verlagsgesellschaft 2007

Sven-David Müller-Nothmann, Christiane Weißenberger, Ernährungsratgeber Arthritis und Arthrose, Schlütersche Verlagsgesellschaft 2007

Sven-David Müller, Katrin Raschke: Das Kalorien-Nährwert-Lexikon, 2., überarbeitete Auflage, Schlütersche Verlagsgesellschaft 2004

Sven-David Müller, Prof. Dr. Michael Vogt, Doreen Nothmann: Moderne Ernährungsmärchen. 2., überarbeitete Auflage, Schlütersche Verlagsgesellschaft 2006

Sven-David Müller: Die Müller-Diät, Dauerhafte Ernährungsumstellung für die Idealfigur, Schlütersche Verlagsgesellschaft 2005

Prof. Dr. med. Klaus-Dieter Kolenda, Sylvia Schuch: Fettarm kochen – gesund essen, Grundzüge und Praxis. 4. Auflage, Schlütersche Verlagsgesellschaft 2008

# Autoreninfo

Sven-David Müller absolvierte die Ausbildung zum Diätassistenten an der Diätlehranstalt des Kreiskrankenhauses Bad Hersfeld. Später wechselte er an das Universitätsklinikum der RWTH Aachen, wo er von 1990 bis 1996 in der Diät- und Diabetesberatung tätig war. Daneben war er an Vorlesungen beteiligt und publizierte zahlreiche Artikel in Fachzeitschriften. 1995 absolvierte er eine Fortbildung zum Diabetesberater der Deutschen Diabetes Gesellschaft (DDG).

Nach einem Volontariat wechselte Sven-David Müller zur Deutschen Gesellschaft für gesundes Leben und arbeitete anschließend als Redakteur und Assistent der Geschäftsleitung in der PMI Verlagsgruppe in Frankfurt am Main. In den Jahren 1998 und 1999 baute er die Presse- und Informationsstelle des Universitätsklinikums der RWTH Aachen auf und leitete diese.

Als Autor hat Sven-David Müller über 45 Bücher herausgegeben, die eine Gesamtauflage von über 1 Million Exemplaren erreichen und in elf Sprachen erschienen sind.

Für seinen ehrenamtlichen Einsatz um die Ernährungsaufklärung verlieh ihm im Juni 2005 der Bundespräsident der Bundesrepublik Deutschland das Bundesverdienstkreuz.

Christiane Weißenberger arbeitet als Diätassistentin und Diabetesassistentin DDG in einer diabetologischen Schwerpunktpraxis in Würzburg. Vor ihrer Ausbildung zur Diätassistentin an der Universitätsklinik Würzburg absolvierte die bekannte Buchautorin eine Ausbildung zur Hauswirtschafterin. Sie hat sich auf die Beratung von Diabetikern und Menschen, die unter Stoffwechselstörungen – wie auch Hyperurikämie und Gicht – leiden, spezialisiert. Außerdem führt sie Adipositasschulungen und Lehrküchenveranstaltungen durch. Zusammen mit Sven-David Müller hat sie bereits mehrere Ratgeber-Kochbücher geschrieben.

# Register

**Sven-David Müller • Katrin Raschke**

## Das Kalorien-Nährwert-Lexikon

**2., überarbeitete Auflage**

2004. 208 Seiten, 15,5 x 21,0 cm, Klappenbroschur
ISBN 978-3-89993-509-7
€ 12,90

„Ballaststoffe, Eiweiß, Vitamine, Minerale … Wie viele brauchen wir für unsere tägliche Ernährung? Das ‚Kalorien-Nährwert-Lexikon' enthält neben den Zahlenwerten eine sehr übersichtliche, farbige Bewertung der einzelnen Nährstoffe." *Frau mit Herz*

„Unschlagbar praktisch ist, dass über 3000 Lebensmittel im Lexikon alphabetisch aufgelistet sind und mühsames Suchen entfällt." *Natur-Heilkunde Journal*

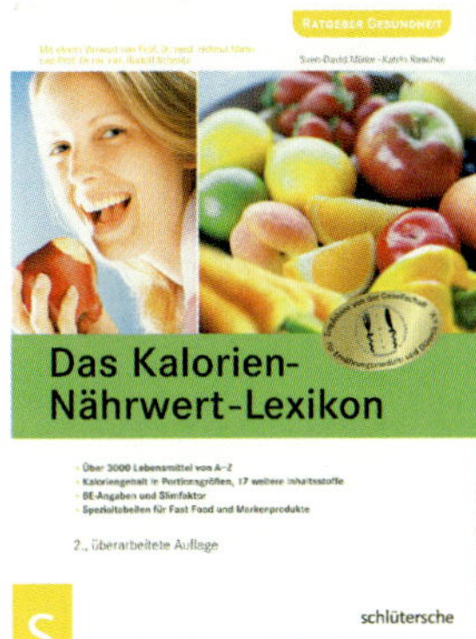


**Sven-David Müller • Prof. Dr. Michael Vogt**
**Doreen Nothmann**

## Moderne Ernährungsmärchen

**2., aktualisierte und erweiterte Auflage**

2007. 160 Seiten, ca. 110 Farbfotos, 15,5 x 21,0 cm, Klappenbroschur
ISBN 978-3-89993-524-0
€ 12,90

„Unterhaltsam spannend geschrieben. Als Orientierungshilfe bietet das Buch neben der aktuellen Ernährungspyramide auch Regeln zur gesunden Ernährung und listet die Top-Vitaminspender auf." *Bad Doberaner Anzeiger*

„Dieses Buch analysiert bekannte, aber oft falsche Ernährungsweisheiten wie z. B. ‚Schokolade macht dick' oder ‚Spinat darf man nicht aufwärmen'. Der Ratgeber gibt tolle Tipps für eine gesunde Ernährung." *LAURA*

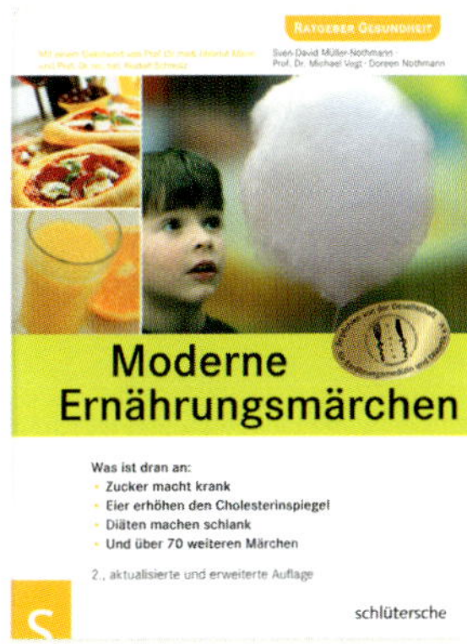


**Sven-David Müller**

## Die Müller-Diät

**Dauerhafte Ernährungsumstellung für die Idealfigur**

**2., überarbeitete Auflage**

2009. 136 Seiten, 85 Farbfotos, 15,5 x 21,0 cm, Klappenbroschur
ISBN 978-3-89993-562-2
€ 12,90

Die Müller-Diät setzt auf die richtige Mischung und Auswahl der verschiedenen Lebensmittel. Nichts ist grundsätzlich verboten. Es gibt Deftiges und Süßes zu jeder Mahlzeit, so dass sie dauerhaft sättigt und zufrieden macht.

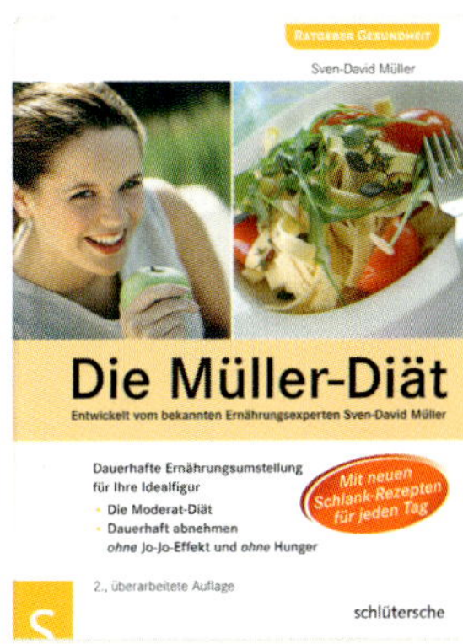


Stand Januar 2009. Änderungen vorbehalten.

schlütersche

**Sven-David Müller-Nothmann • Christiane Weißenberger**

## Ernährungsratgeber Arthritis und Arthrose

**Genießen erlaubt**

2007. 132 Seiten, 95 Farbfotos, 15,5 x 21,0 cm, Klappenbroschur
ISBN 978-3-89993-530-1
€ 12,90

Dieser Ernährungsratgeber informiert ausführlich über die Krankheit und erläutert die Behandlungsmöglichkeiten. Viele praktische Tipps helfen die Ernährung umzustellen. Die Rezeptideen regen zum kreativen Kochen an.

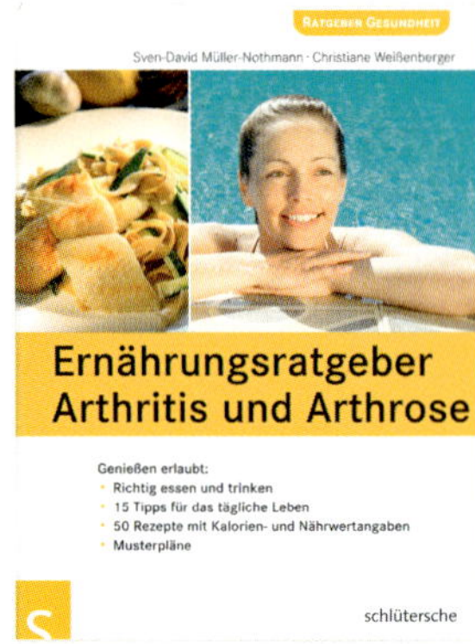


**Sven-David Müller-Nothmann • Christiane Weißenberger**

## Ernährungsratgeber Diabetes

**Genießen erlaubt**

2007. 140 Seiten, 92 Farbfotos, 15,5 x 21,0 cm, Klappenbroschur
ISBN 978-3-89993-529-5
€ 12,90

Das Buch informiert ausführlich über die Krankheit Diabetes und erläutert die Behandlungsmöglichkeiten.
Die Autoren stellen viele leckere Gerichte vor, mit denen man sich selbst und seine Gäste verwöhnen.

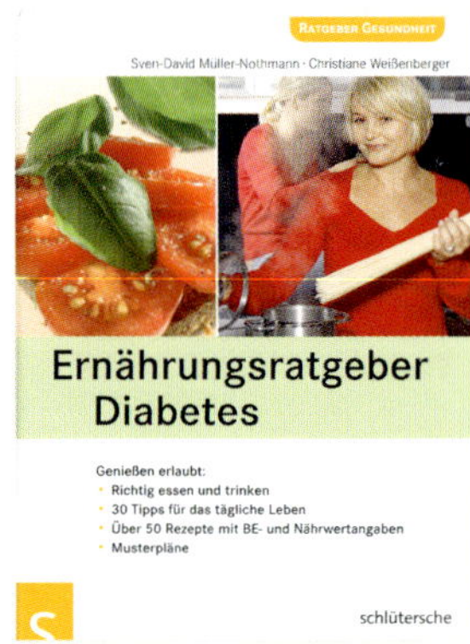


**Sven-David Müller-Nothmann • Christiane Weißenberger**

## Ernährungsratgeber Rheuma

**Genießen erlaubt**

2007. 144 Seiten, 114 Farbfotos, 15,5 x 21,0 cm, Klappenbroschur
ISBN 978-3-89993-525-7
€ 12,90

Dieser Ratgeber informiert umfassend über die Krankheit Rheuma. Die Autoren erläutern die Behandlungsmöglichkeiten und fassen die wichtigsten Informationen zur modernen Rheumatherapie zusammen. Lecker essen und dadurch die Entzündungen im Körper reduzieren – unter diesem Leitsatz steht das Ratgeber-Kochbuch.

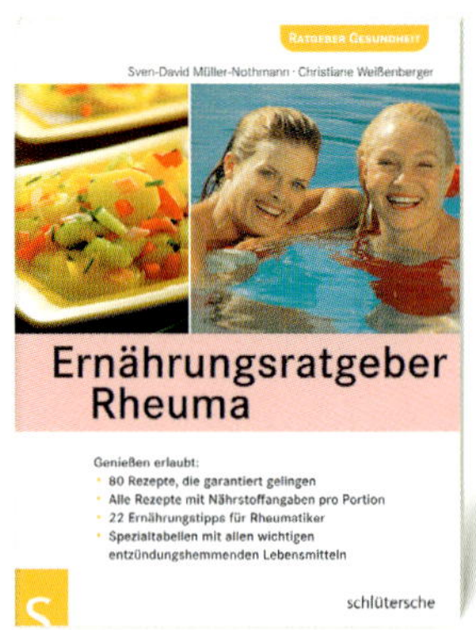